本草一味

祛心火

本草护佑全家人丛书

余瀛鳌 陈思燕 ◎ 编著

全国百佳图书出版单位
中国中医药出版社
·北京·

前言

中医药学博大精深、源远流长，是无数先贤在与疾病的长期斗争中不断摸索，凝练而成。其内涵深邃，不仅包括治病救人之术，还蕴涵修身养性之道，以及丰富的哲学思想和崇高的人文精神。几千年来，孕育了无数英才，默默地守护着中华民族的健康，使华夏文明绵延至今。

在现代社会，科技发达，物质丰富，人类寿命得以延长，但很多新型疾病也随之涌现，给人们带来了巨大的痛苦。随着世界各国的经济文化交流日益加深，越来越多的国际人士开始认识到，中医药在治疗现代社会许多疑难杂症、塑造人类健康身心方面，具有无可比拟的价值，一股研究中医、移植中药的热潮正在世界范围内悄然兴起。此时的中医药，已经成为我国文化软实力的重要体现，是中国的"名片"。

中医药因其简、便、廉、验，毒副作用小，深受欢迎，很多人都喜欢学习一些基本的中医药知识。据统计，在农村和城市社区的科普活动中，中医药知识是最受欢迎的科普内容之一。但是，学习中医药并不是一件容易的事情，很多人与之初次接触时，往往被其艰深的内容所阻，最终只能望洋兴叹。

由此可见，国内外对中医药知识都有着深切的渴望，但是，能够深入浅出地讲述中医药科普知识的专家和图书不多。

有鉴于此，国家中医药管理局成立了"中医药文化建设与科学普及专家委员会"。其目的是整合中医药文化科普专家力量，对中医药文化建设与科学普及工作进行总体设计和规划，指导全行业开展相关工作，提升中医药文化建设水平，为中医药文化建设与科学普及长效机制的建立提供人才保障。

其职责是：对全行业中医药文化建设和科普宣传工作进行指导、研究、咨询和评价，同时承担有关文化科普宣传任务。针对社会上中医药科普作品良莠不齐而读者需求又十分迫切的现状，专家们除举办科普讲座、与各种传媒合作进行中医药知识传播外，还将为中医药文化建设与科学普及活动的策划和相关产品创意提供指导，研究挖掘中医药文化资源，在古籍、文献、典故、名人传说、民间故事中提炼中医药文化的内涵，结合现代社会人们养生保健的新需求，以通俗易懂、喜闻乐见的形式，创作一系列科学、权威、准确又贴近生活的中医药科普作品。

《本草护佑全家人丛书》正是一套这样的健康科普图书。该丛书将包含药食同源在内的单味中药与食物合理搭配，为广大读者提供中医养生与健康饮食指导。该丛书最大特色是医理来源于中医典籍，方法来自专家指导，既权威又安全，既高效又易操作，加之精美配图，彩色印刷，可使读者读之愉悦，用之有益，以此增强身心健康。

在本丛书即将出版之际，我在此对所有为本丛书编写提供指导的专家表示深深的感谢，其中要特别感谢特约中医学专家余瀛鳌先生。此外，要感谢为本丛书出版付出辛劳的众多工作人员。最后，还要感谢与本丛书有缘的每一位读者！

"要想长寿，必究养生"，祝愿大家永远健康快乐！

中国中医药出版社有限公司董事长

宋春生

2021 年 3 月

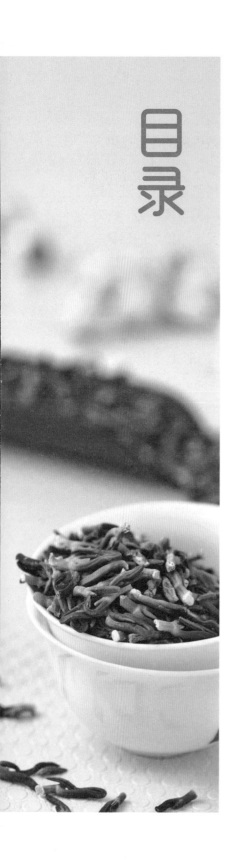

目录

开篇

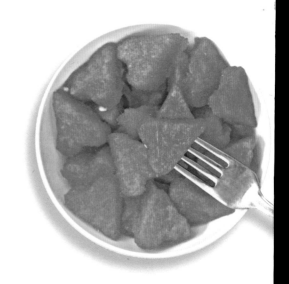

清泻心火药

凉血清心药

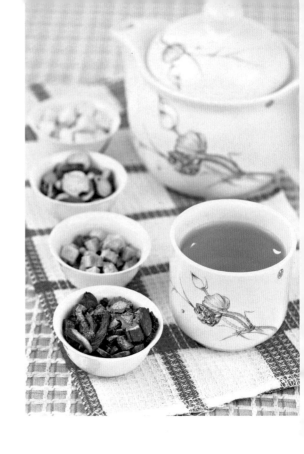

清热解毒药

养心宁神药

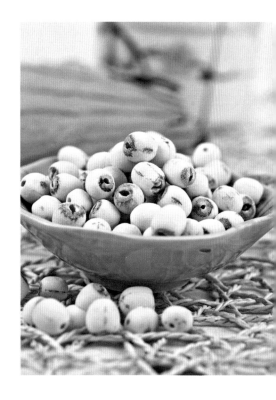

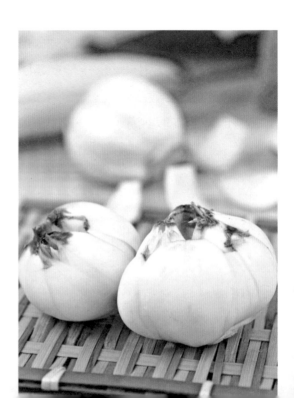

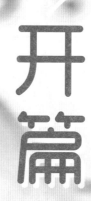

开篇

世事纷繁令人乱
清心宁神保平安

保健从『心』开始

心为"君主之官"

心为神之居、血之主、脉之宗，起着主宰生命的作用，所以说"心为君主之官"。心的基本生理功能包括主血脉和主神志两个方面。

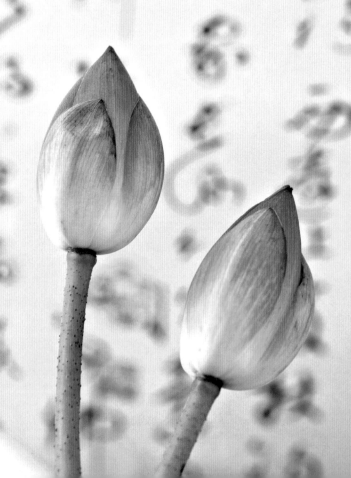

心主血脉

心脏是血液循环的动力器官，推动血液在脉管内按一定方向流动，从而运行周身，维持各脏腑组织器官的正常生理活动。中医学把支持心脏正常搏动、推动血液循环的动力和物质统称为"心气"。

心与血脉相连，心脏所主之血称为"心血"。心血除参与血液循环、营养各脏腑组织器官之外，又为神志活动提供物质和能量，同时贯注到心脏本身的脉管中，维持心脏的功能活动。

因此，心气旺盛、心血充盈、脉道畅通，心主血脉的功能才能正常，血液才能在脉管内正常运行。

如果心的气血不足，推动血液循环的力量减弱，则会产生种种病变，如心血瘀阻，则会出现心悸、胸闷，甚至心前区剧烈疼痛等心功能失调的症状。

心主神志

心主神志，即心主神明，或称"心藏神"。

血液是神志活动的物质基础，心的气血充盛，心神得养，神志活动才能正常，表现为人的精神振奋，神志清晰，思维敏捷，反应迅速，能与外界环境协调统一。

一旦心有病变，主神志的功能失常，即可出现精神、意识、思维活动的异常。例如，心的气血不足，则必然影响心神，表现为失眠、多梦、健忘、神志不宁；如血中有热，扰动心神，则表现为烦躁、谵语，甚至昏迷，不省人事；若痰火扰动心神，则表现为神志昏乱、狂躁不安、哭笑无常，甚至打人毁物、登高而歌、弃衣而走等神志异常的行为。

心在志为喜，在液为汗，在体合脉，其华在面，在窍为舌。心的经脉与小肠相连，互为表里关系。

心火从哪儿来

心在五行中属火。"火曰炎上"，是指火具有温热、上升的特性，所以，心阳有温煦的功能，心火易于上炎。心火有外感、内生之分。

外感之火

多是由于感受外界的火热之邪所致，如外界的气候炎热、暑湿或燥热，都容易侵犯人体，使人出现"上火"症状。

内生之火

是人体气血阴阳的功能失调所产生的病理状态，多由于心阳亢盛、阴虚火旺、邪郁化火、五志化火所致，也有些是因为饮食不当，如嗜食肥腻厚味及烟酒辛辣之物，过服温补药物，久而生热化火。

五志化火：喜、怒、忧、思、恐等情志活动失调会导致体内产生火热之邪。长期精神活动过度兴奋或抑郁（如长时间的紧张、郁闷、愤怒、忧虑等），会使人体气机紊乱，津血耗伤，出现"上火"症状。

心火有哪些表现

心火有实火、虚火之分。实火与虚火的成因虽有不同，但在表现上往往虚实夹杂，难以分辨。

实火：为心中实热亢盛所致，以心胸烦闷、口舌生疮为主要表现。

虚火：为心阴虚所致，表现为虚弱之象，以低热、盗汗、心烦、口干为主要表现。

烦热失眠

心火内炽，心神被扰，则心中烦热易怒、面红目赤、心悸失眠、夜寐不安、狂躁谵语。

口舌生疮

心开窍于舌，舌为心之苗，心火亢盛，循经上炎，会导致舌尖红绛或口舌生疮、口腔溃疡反复发作、牙龈肿痛等。

尿黄便干

尿量少，尿色黄，小便不利甚至涩痛，水肿，大便秘结干燥。

津干口渴

火耗津液会导致口干口渴、喜冷饮、咽干舌燥、咽红肿痛等症状。

血热出血

心火炽盛，血热妄行，会导致各种出血证，如吐血、鼻出血、便血、尿血、崩漏（非正常子宫出血）等。

盗汗

虚火的表现。"汗为心之液"，心阴虚往往有汗出过多、心慌的现象。

疮疡肿痛

火毒壅滞脉络，局部气血不畅则见肌肤疮疡、红肿热痛。

低热

虚火的表现，有低热、头痛昏沉、神疲乏力等症状。

夏季最宜祛心火

心气旺于夏季

夏季宜养心

夏天是一年中最热的季节。心属火，火性很热而且向上蔓延，如同夏季热气蒸腾。心与夏气相互通应，是与心为阳脏而主阳气的特性相一致的。心的阳气在夏季最为旺盛，反应最强。如果心脏有病，适逢夏季阳热之气旺盛，则能缓解病情，特别是心阳虚衰者，在夏季自觉症状多有减轻。此时加强养心，对心脏病患者十分有益。

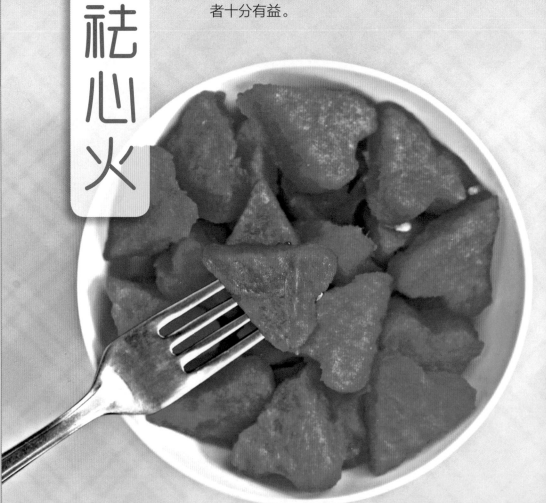

夏季容易心火盛

"心象火，旺于夏，失其令则心伤"。夏季气温高、暑气重、热毒盛，人最容易心火亢盛，导致出现心绪不宁、胸闷不适、睡卧不安、头痛目赤、心烦易怒、口干舌燥、口腔溃疡、痈肿疮毒、尿黄便干等上火状况，而夏季出汗过多又会加重人体津液耗伤，心阴虚者虚火更旺，而出现低热、盗汗、心悸不眠等状况。

所以，夏季最重要的保健工作就是养心、清心火。

心静火自灭

"心静自然凉"，保持良好的心态，让心情自然平和、安静恬淡，是清心火的最佳途径。想要达到心静的状态，可以从以下几个方面入手。

静坐

静坐可收敛心神，放松身心，促进睡眠，使内心感到平静，烦躁郁火逐渐消退。静坐可随时进行，时间可长可短，睡眠不佳者睡前静坐非常有益。

调整作息

夏季最宜晚睡早起，白天不要太紧张忙碌，尽量轻松缓和，给身心减负。中午睡个午觉，既能避免午间炎热、出汗过度，又能弥补晚间睡眠的不足。

控制情绪

在工作生活中控制好情绪，尽量减少过度的生气、着急、紧张等情绪，也可预防和缓解心火旺盛，避免出现"闷热—烦躁—更热—更烦躁"的恶性循环。

祛心火的食疗法

饮食调养也是祛心火的有效方法。除了日常食物的调养外，适当添加一些中药材，对祛除心火可以起到事半功倍的作用。

怎样选择中药

药食两用品是最优选择

既是食品又是药材的药食两用品有着食用安全、常服有效、口味容易接受、物美价廉的优势，是食疗药物的首选，如绿豆、百合、莲子、西瓜皮、赤小豆、小麦等。

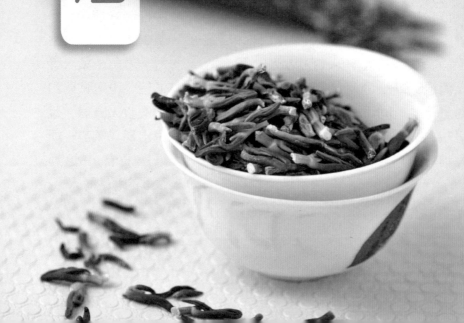

对证选药才有效

对证选药是选择中药材的关键。

心阴虚证的防治原则是滋阴养血，宜选择百合、生地黄、麦冬、西洋参等药材。

心火旺盛证的防治原则是清泻心火，宜选择黄连、莲子心、栀子、竹叶、西瓜皮、灯心草等药材。

心火内炽、血热妄行而引起的吐血、流鼻血等出血者，可加用凉血、止血类的药材，如生地黄、小蓟、莲花、丹参等。

心火上炎引起的头痛目赤、痛肿疮毒者，可加用清热解毒类的药材，如绿豆、赤小豆、金银花、野菊花等。

心神烦乱、神志恍惚者，可加用养心宁神的药材，如百合、茯苓、小麦、酸枣仁、柏子仁等。

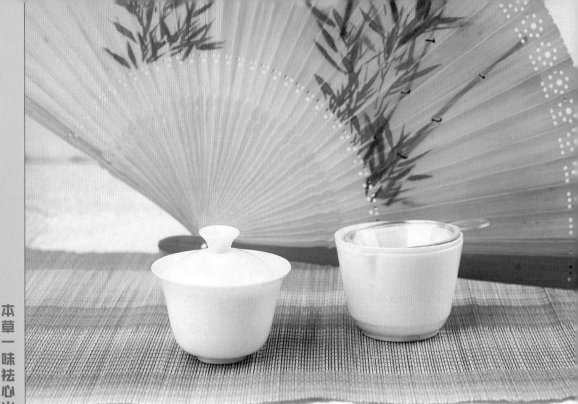

祛火饮食的原则

苦味入心

在五味中，苦味与心相通应，也就是说，苦味入心，对清泻心火有很好的效果。所以，心火盛时，饮食中不妨多加些苦味的食物，如用苦瓜、苦菜、苦菊、油麦菜、茼蒿等入菜，也可以用苦味的莲子心、苦丁茶、野菊花、蒲公英等材料泡茶饮，清心火功效显著。

不喜欢苦味者，可以通过精心烹调来改善口感。

热者寒之

心火旺盛时，人体偏热，从"热者寒之"的原则出发，应通过食用寒凉的食物来缓解人体的热性。如甘蔗、西瓜、梨、荸荠、空心菜、芹菜等都是属性寒凉的食物，是祛除心火的好选择。

同时，要少吃或不吃温热的食物，如羊肉、狗肉、荔枝、肉桂等。酒为大热之品，所以，心火旺者最好少喝或不喝酒。

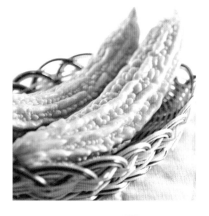

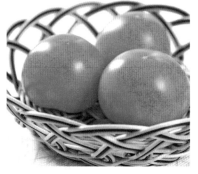

清淡为主，忌辛辣油腻

饮食应以清淡为主，多吃新鲜的蔬菜、水果，以清热、养阴、生津。烹调方法以凉拌、清蒸、炖煮、快炒为佳，少放调味料，切忌煎炸、浓油赤酱，少吃辛辣、肥甘油腻及刺激性的食物，少吃麻辣火锅。

红色食物有养心作用

从五色上看，红色与心相通应，也是火与血的颜色。一般来讲，多吃红色食物，对补血、活血、改善心血管系统是有好处的。如赤小豆、番茄、西瓜、胡萝卜、红枣，均有一定的养心作用。

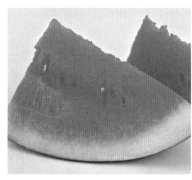

养阴补水可降火

心火旺必会耗伤阴液，及时养阴补水如同"以水克火"，可以起到降火的作用。因此，在饮食中除了多饮白开水、汤水外，还应多吃些富含水分的食物，如西瓜、梨、甘蔗等新鲜多汁的食材及百合、银耳等养阴食材。

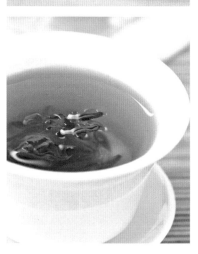

茶饮是最佳选择

绿茶、红茶、乌龙茶、普洱茶、苦丁茶等茶饮是天然的清热、降火、补水品，再搭配一些中药材，效果更加显著，是夏日祛心火的理想选择。

祛火食物速查表

清热泻火的食物

苦瓜、百合、西瓜、水芹、西芹、空心菜、荠菜、蕨菜、苦菜、苦菊、油麦菜、茼蒿、菠菜。

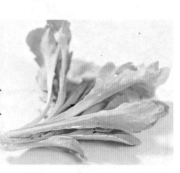

清热生津的食物

甘蔗、番茄、荸荠、银耳、柑、甜橙、柠檬、梨、苹果、西瓜、甜瓜、梅子、桑椹、蓝莓、枇杷。

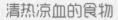

清热凉血的食物

鸭肉、鲜鱼肉、莲藕、茄子、冬瓜、空心菜、芹菜、荠菜、马齿苋、马兰头、丝瓜、西瓜、猕猴桃。

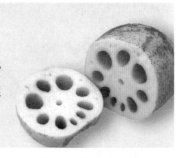

清热解毒的食物

绿豆、赤小豆、豆腐、苦瓜、西瓜、黄瓜、南瓜、丝瓜、茄子、萝卜、荸荠、白菜、马齿苋、荠菜、黑木耳、海带。

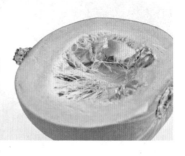

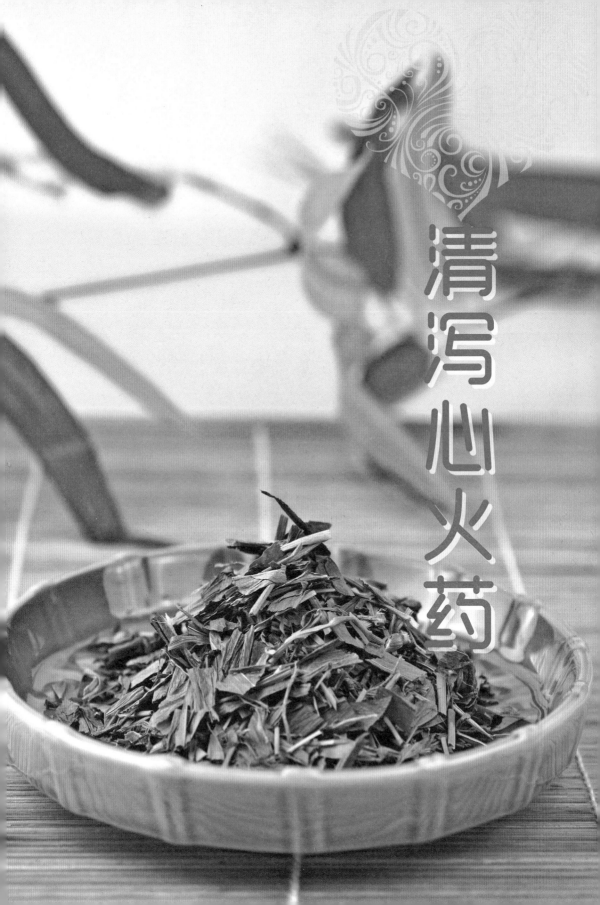

清泻心火药

清泻心火药

莲子心

别名 莲心、青莲心、莲薏、苦薏。

性味 味苦，性寒。

归经 归心、肾经。

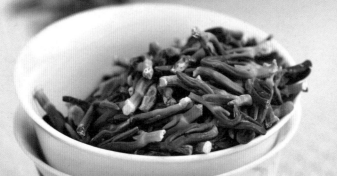

专家箴言

莲子心有清心泻火、安养心神的功效，常用于热入心包、心火亢盛或心肾不交所致的神昏谵语、烦躁不眠等。现代研究证实，其有显著的降血压作用。

古籍说法

《温病条辨》："由心走肾，能使心火下通于肾，又回环上升，能使肾水上潮于心。"

《本草再新》："清心火，平肝火，泻脾火，降肺火。消暑除烦，生津止渴，治目红肿。"

《医林纂要》："泻心，坚肾。"

药材选料

本品为睡莲科植物莲的成熟种子中间的绿色胚芽。以个大、色青绿、未经煮者为佳。一般药店及大型超市的花草茶柜台均可买到，也可购买带心莲子，自行剥取莲子心，晒干用。

直接购买
莲子心

自行剥取
莲子心

常用搭配

莲子心可单用，也常与玄参、麦冬、金银花、菊花、栀子等搭配应用。因其味极苦，一般还需搭配冰糖、蜂蜜等调饮。

用法用量

一般为煎汤或泡茶饮用，也可入散剂。煎服用量为2～5克。

人群宜忌

适宜人群	不宜人群
热入心包、心火亢盛或心肾不交所致的温热病高热、神昏谵语、烦躁不眠、眩晕目赤、血热吐血者	本品苦寒，脾胃虚寒者不宜
高血压患者、遗精者及暑热心烦者	

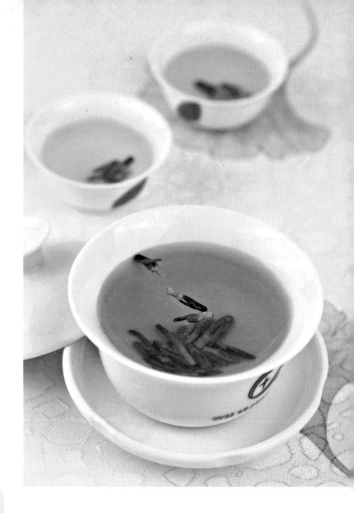

茶饮

莲子心茶

本草一味祛心火

16

专家箴言

此茶是传统的清心祛火茶，有降血压、止烦渴、消暑热、改善睡眠的作用。

宜忌

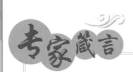

✓ 适合心肝火旺、燥热不眠、心烦口渴、头晕头重、心悸失眠、目赤肿痛者，血压高者宜饮用。

✓ 暑热季节最宜饮用。

✗ 脾胃虚寒者忌用。

材料

莲子心3克。

做法

将莲子心放入盖碗中，用沸水冲泡，加盖闷泡5~10分钟后饮用。

用法

每日1剂，可多次冲泡，代茶频饮。

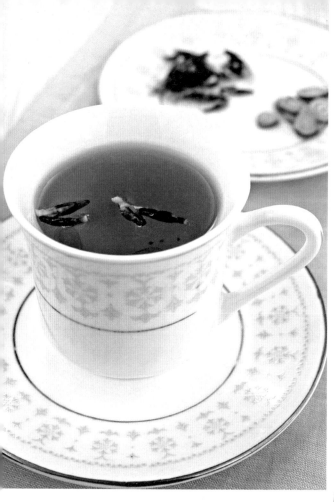

茶饮

莲心甘草茶

材料

莲子心2克，生甘草3克。

做法

将莲子心、生甘草放入茶壶中，用沸水冲泡，加盖闷泡10~15分钟后饮用。

用法

每日1剂，可多次冲泡，代茶频饮。

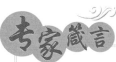

专家箴言

此茶可清心火、泄邪热、除心烦，是心火内炽者的清火良药。

宜忌

✓ 适合心火内炽所致的烦躁不眠、手足心热、口渴咽干、口舌糜烂者，高血压、高脂血症者均宜饮用。

✓ 夏季饮用尤佳。

✗ 脾虚便溏者慎用。

茶饮

莲心绿茶

材料

莲子心2克，绿茶3克。

做法

将莲子心、绿茶放入茶壶中，用沸水冲泡，加盖闷泡10~15分钟后饮用。

用法

每日1剂，代茶频饮。

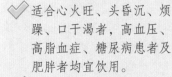

专家箴言

绿茶为未发酵茶，鲜叶中的有效成分保留得较多，清热效果更好，搭配莲子心可清心除烦、清热降火。

宜忌

✓ 适合心火旺、头昏沉、烦躁、口干渴者，高血压、高脂血症、糖尿病患者及肥胖者均宜饮用。

✓ 春、夏季饮用尤佳。

✗ 脾胃虚寒者慎用。

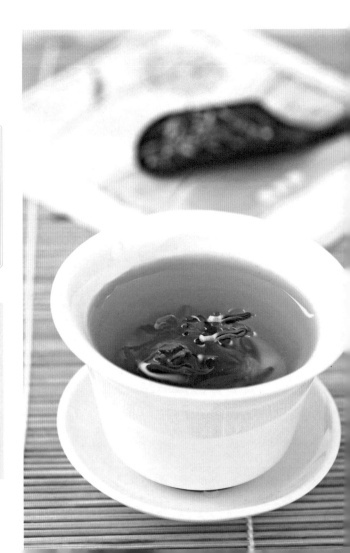

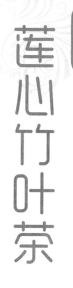

茶饮

莲心竹叶茶

材料

莲子心2克，竹叶3克。

做法

将莲子心、竹叶放入茶壶中，用沸水冲泡，加盖闷泡10~15分钟后饮用。

用法

每日1剂，代茶频饮。

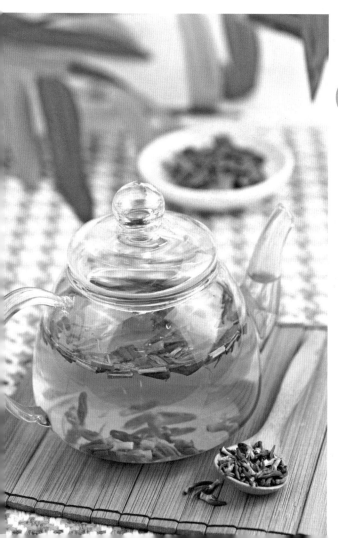

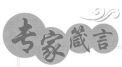

专家箴言

此茶可清泻心火、除烦养神、止渴、利尿，常用于热病、暑热所致的心烦不眠等。

宜忌

☑ 适合心火亢盛、热入心包所致的心烦不眠、神昏谵语、烦热口渴、口舌生疮、眩晕目赤、小便短赤者。
☑ 夏季饮用尤佳。

✖ 脾胃虚寒及阴虚火旺或腹泻者不宜。

清泻心火药 · 莲子心

19

清泻心火药

黄连

别名 川连、支连、云连、雅连、味连。

性味 味苦，性寒。

归经 归胃、心、大肠、肝经。

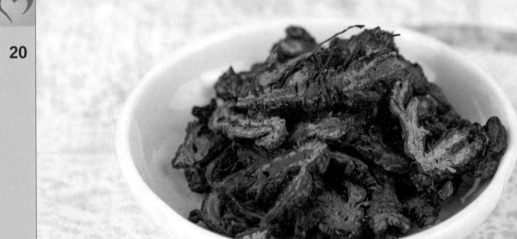

专家箴言

　　黄连有清热燥湿、泻火解毒的功效。它是大苦大寒药，尤长于清中焦湿热，泻心经实火，常用于湿热痞满、呕吐吞酸、心烦不寐、痈肿疮疡、湿热泻痢等。

古籍说法

《珍珠囊》："其用有六：泻心火，一也；去中焦湿热，二也；诸疮必用，三也；去风湿，四也；治赤眼暴发，五也；止中部见血，六也。"

《本草正义》："黄连大苦大寒，苦燥湿，寒胜热，能泄降一切有余之湿火，而心、脾、肝、肾之热，胆、胃、大小肠之火，无不治之。"

药材选料

本品为毛茛科植物黄连、三角叶黄连或云连的根茎。黄连以产于四川的川连质量为佳，一般可生用、清炒、姜汁炙、酒炙或吴茱萸水炙用，宜因证选择。

姜黄连：清胃和胃止呕，常用于湿热中阻，痞满呕吐。

酒黄连：善清上焦火热，常用于目赤、口疮。

常用搭配

黄连常与黄芩、大黄、栀子、木香、半夏等药材合用。

用法用量

一般为煎汤服用，或入丸、散。煎服用量为2~5克。

人群宜忌

适宜人群	不宜人群
✓ 心火亢盛所致高热神昏、心烦不寐、血热吐衄者 ✓ 湿热毒火所致痈肿疔疮、目赤牙痛、口疮者 ✓ 湿热阻滞中焦，气机不畅所致脘腹痞满、呕吐吞酸者 ✓ 脾胃大肠湿热所致泻痢者 ✓ 胃火炽盛所致消渴证（糖尿病）者	✗ 本品大苦大寒，过服久服易伤脾胃，脾胃虚寒泄泻者慎用 ✗ 苦燥易伤阴津，阴虚津伤者慎用

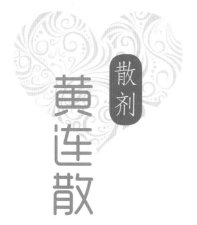

散剂

黄连散

22

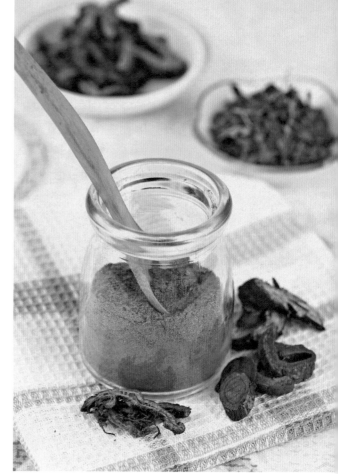

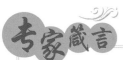

专家箴言

此方主治小儿口疮、心热烦闷。

宜忌

✓ 适合心火热盛所致小儿口疮、心热烦闷，症见舌上糜烂或溃疡、舌红疼痛、饮食困难、烦躁常哭、口干欲饮、小便短赤者。

✓ 春、夏、秋季尤宜。

✗ 脾胃虚寒者忌用。

材料

黄连15克，大青叶、升麻、桑白皮、炙甘草各10克。

做法

将以上所有药材一起捣成粗粉混匀，装瓶保存即可。

用法

每次取3克散剂，以水煎服。每日1次。

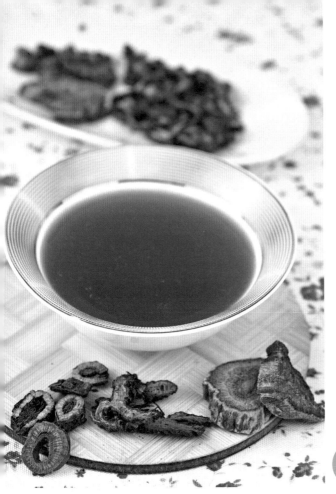

泻心汤

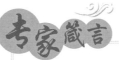

专家箴言

此方出自《金匮要略》，可泻火解毒，燥湿泄热，主治邪火内炽，迫血妄行等热证。

材料

黄连、黄芩各5克，大黄10克。

做法

将以上药材捣碎，一起放入砂锅中，加800毫升水，煎煮至剩250毫升左右，去渣取汁饮服。

用法

每日1剂，可分2~3次饮服。

宜忌

✓ 适合邪火内炽、迫血妄行所致吐血、便秘、尿赤者。

✓ 适合湿热内蕴所致胸中烦热痞满、目赤、口疮、疮疡肿痛者。

✓ 春、夏季饮用尤佳。

✗ 脾胃虚寒、泄泻者慎用。

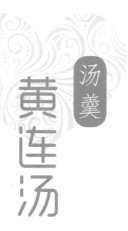

汤羹 黄连汤

材料

黄连12克，党参、干姜各10克，桂枝、法半夏各5克，大枣6~8枚。

做法

将以上材料捣碎，一起加水1000毫升，煎煮至剩600毫升左右，去渣后取汤汁饮服。

用法

每日1剂，可分数次温服。

专家箴言

此方出自《伤寒论》，可平调寒热，和胃降逆，主治伤寒，胸中有热、胃中有邪气、腹痛欲呕吐等症。

宜忌

♡ 适合胸中烦热、腹中痛、欲呕吐、舌苔黄者。

♡ 春、夏季饮用尤佳。

✖ 脾胃虚寒者慎用。

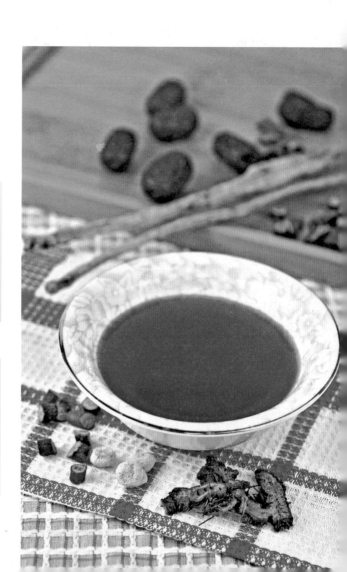

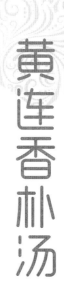

汤羹 黄连香朴汤

材料

黄连12克，黄芩10克，木香、川厚朴各6克，川楝子10克。

做法

将以上材料捣碎，一起加水1000毫升，煎煮至剩600毫升左右，去渣后取汤汁饮服。

用法

每日1~2剂，可分数次温服。

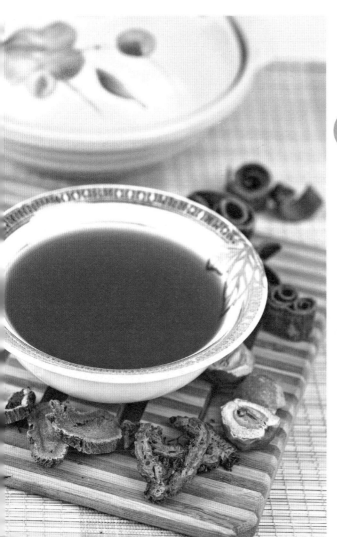

专家箴言

此方为余瀛鳌老先生经验方，可清热燥湿，泻火解毒，尤其对治疗急性胰腺炎有良效。

宜忌

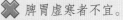

✓ 适合湿热壅滞所致脘腹痛、恶心、呕吐、发热者，急性胰腺炎患者尤宜。

✓ 夏季饮用尤佳。

✗ 脾胃虚寒者不宜。

栀子

别名 黄栀子、山栀子、红栀子。

性味 味苦，性寒。

归经 归心、肺、三焦经。

专家箴言

栀子苦寒清降，能清泻三焦火邪，泻心火，除烦躁，是常用于热病心烦、躁扰不宁的要药。而且，栀子还可清热泻火、凉血解毒，对火毒疮疡、血热出血均有很好的疗效。

古籍说法

《本草备要》："色赤入心，泻心、肺之邪热，使之屈曲下行，从小便出，而三焦之郁火以解，热厥心痛以平，吐衄、血淋、血痢之病以息。"

药材选料

本品为茜草科植物栀子的干燥成熟果实。秋季果实成熟显红黄色时采收。生用或炒焦用均可。生栀子泻火作用更好，而焦栀子凉血止血的作用更强。

 生栀子

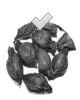 焦栀子

常用搭配

用于泻火除烦时，栀子常与淡豆豉、黄芩、黄连、黄柏等同用。用于凉血解毒时，常与黄连、金银花、连翘、蒲公英等同用。

用法用量

一般煎汤服用，煎服用量在5～10克。外用生品适量，研末调敷于红肿热痛处有效。

人群宜忌

适宜人群	不宜人群
✓ 火毒炽盛、热病心烦、躁扰不宁、高热、神昏谵语者 ✓ 火毒疮疡、目赤肿痛等各类红肿热痛者 ✓ 血热妄行所致的各类出血症者 ✓ 肝胆湿热郁蒸所致的黄疸、小便短赤者	✗ 栀子苦寒伤胃，脾虚便溏者不宜

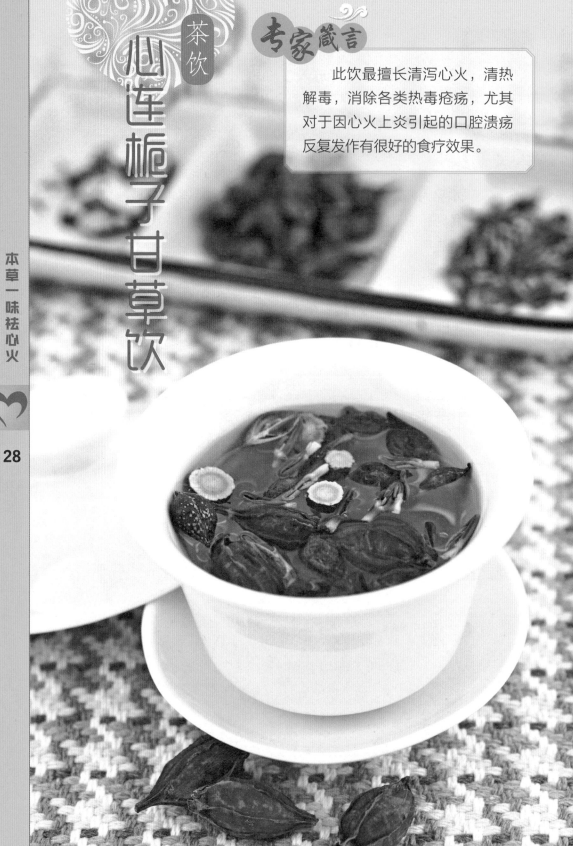

心连栀子甘草饮

专家箴言

此饮最擅长清泻心火，清热解毒，消除各类热毒疮疡，尤其对于因心火上炎引起的口腔溃疡反复发作有很好的食疗效果。

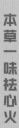

材料

栀子6克，莲子心2克，连翘、甘草各4克，冰糖适量。

做法

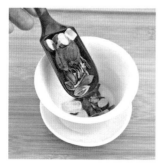

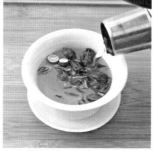

1 将各味中药和冰糖一起放入盖碗中。

2 冲入沸水，加盖闷泡10~15分钟后饮用。

连翘

连翘味苦，性微寒，归肺、心、小肠经。有清热解毒、消肿散结、疏散风热的功效，善泻心火，去上焦诸热，消热毒疮疡，又被称为"疮家圣药"。

用法

每日1剂，每剂泡服数次。连服2~3日。

宜忌

✓ 适合心火上炎所致的口腔溃疡反复发作者常饮。

✓ 适合热毒疮疡、咽喉肿痛、目赤肿痛、小便短赤、温病初起、体热心烦、神昏、血热者饮用。

✓ 春、夏季饮用尤佳。

✗ 脾胃虚寒、便溏、泄泻者不宜。

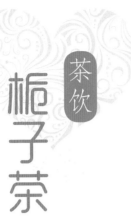

茶饮

栀子茶

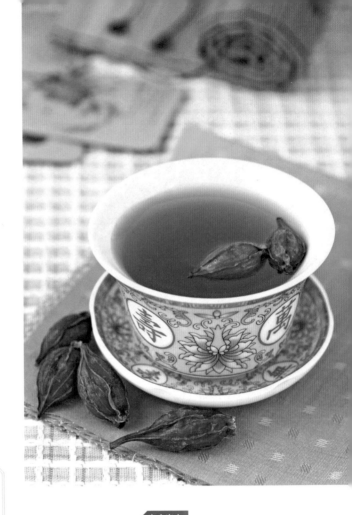

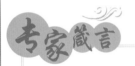
专家箴言

此方出自《本草纲目》，有清泻心肝之火、凉血降压的功效，适用于火盛心烦、热病、出血症、高血压、黄疸等。

宜忌

✔ 适合心肝热盛火旺所致的高血压、头痛、头晕、心烦、血热出血、湿热黄疸等热病者。

✔ 春、夏季饮用尤佳。

✘ 脾虚便溏者不宜。

材料

芽茶（以鲜嫩新芽制成的茶叶，即最嫩的茶叶）、栀子各6克。

调料

白糖适量。

做法

将芽茶和栀子放入锅中，加800毫升水，煎煮至剩下400毫升，去渣取汁，加入白糖即可饮用。

用法

每日上、下午分2次温热饮用。

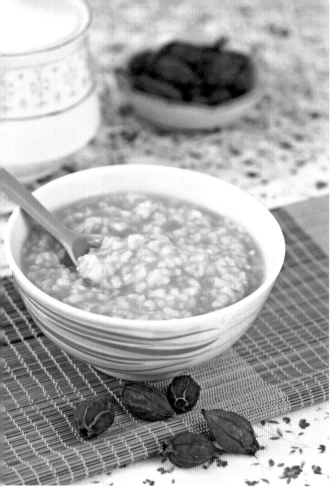

栀子粥

材料

栀子5克，粳米100克。

做法

1 将栀子研成细粉。
2 粳米加水熬煮成稀粥，待粥将成时，加入栀子粉，再稍煮即可。

用法

每日早、晚温热食用。

专家箴言

此粥有清热泻火、除烦、利尿、凉血的功效，常用于火毒炽盛、热病心烦等。

宜忌

✔ 适合火毒炽盛、热病心烦、疮疡肿痛、湿热黄疸、血热出血、小便短赤者食用。

✔ 春、夏季食用尤佳。

✘ 脾虚便溏者不宜。

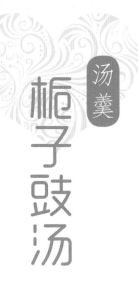

汤羹

栀子豉汤

栀子10克，豆豉6克。

调料

冰糖适量。

做法

将栀子放入锅中，加1升水煎煮，至水剩下600毫升时，放入豆豉和冰糖，煮至水剩下300毫升，关火，过滤去渣后饮服。

用法

每日早、晚温热食用。如有呕吐者，可在吐后饮用。

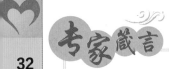

专家箴言

　　此方出自《伤寒论》，有清心除烦的功效，尤善治虚烦失眠、心中烦闷、热痛等症。

宜忌

✓ 适合因发汗、呕吐、泄泻使人体正气损伤，导致火邪炽盛、虚烦失眠、心中烦闷不适、热痛等症者。

✓ 夏季饮用尤佳。

✗ 脾虚便溏、食少者忌用。

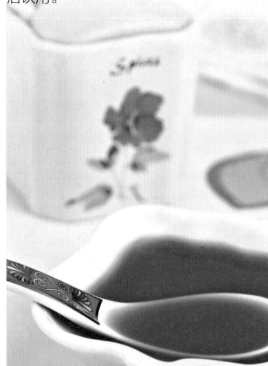

栀子清火解毒汤

材料

栀子10克，蒲公英、金银花各5克。

调料

冰糖适量。

做法

将所有材料一起放入锅中，加适量水煎煮，过滤去渣后，取汤汁加冰糖饮用。

用法

每日分3次饮服，也可以同时用此汁擦涂疮疡肿痛处，内服、外用均宜。

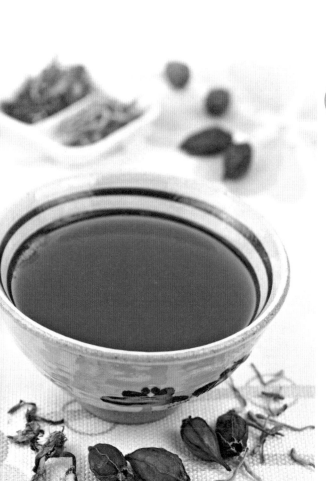

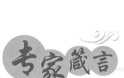

专家箴言

此汤既能清泻心火，又能解毒消痈，对热邪毒火所致的疮疡肿痛有辅助治疗作用。

宜忌

✓ 适合火毒热邪所致的疮疡疖痈等各类红肿热痛者。

✓ 热病心烦、口舌生疮、小便短赤者宜饮。

✓ 春、夏季饮用尤佳。

✗ 虚寒、便溏者不宜。

清泻心火药

鲜竹叶

别名 无。

性味 味甘、淡，性寒。

归经 归心、胃、小肠经。

专家箴言

鲜竹叶甘寒入心经，是清泻心火、除烦止渴、通利小便的良药，常用于热病伤津、烦热口渴、口舌生疮、小便短赤等。

古籍说法

《药品化义》："竹叶，清香透心，微苦凉热，气味俱清。经曰：治温以清，专清心气，味淡利窍，使心经热血分解。主治暑热消渴，胸中热痰，伤寒虚烦，咳逆喘促，皆为良剂也。"

《名医别录》："主胸中痰热，咳逆上气。"

药材选料

本品为禾本科植物淡竹或苦竹的叶，一般使用鲜品，又称为鲜竹叶，以色绿、完整、无枝梗者为佳。竹叶卷而未放的幼叶，称为竹叶卷心，清心泻火的作用更强，多用于温病热入心包、神昏谵语等症。

 鲜竹叶

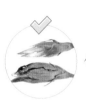 竹叶卷心

常用搭配

竹叶常与麦冬、金银花、连翘、生地黄、莲子心、葛根等其他清热药合用，可增强泻火的效果。

用法用量

可煎汁、泡茶或煮粥。煎服用量在6～15克，鲜品为15～30克。

人群宜忌

适宜人群	不宜人群
✅ 心火亢盛、热病伤津，烦热口渴、口舌生疮、小便短赤涩痛者 ✅ 热入心包，神昏谵语者	❌ 阴虚火旺、骨蒸潮热者忌用

竹叶茶

茶饮

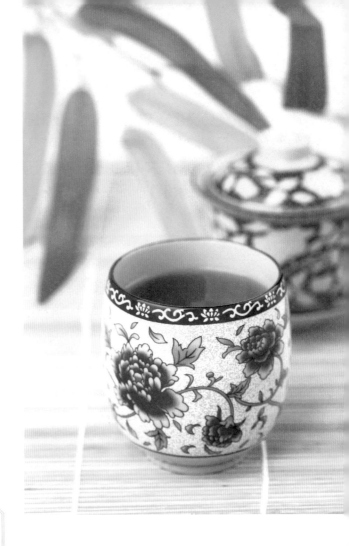

专家箴言

此茶清心热的效果好，兼能清胃热，常用于上焦风热诸证。

宜忌

✔ 适合心火炽盛所致的燥热心烦、口舌生疮、小便短赤者，暑热烦渴、头重神昏者也适宜。

✔ 盛夏时饮用尤佳。

✖ 阴虚火旺、骨蒸潮热者忌用。

材料

鲜竹叶30克。

做法

将鲜竹叶洗净，切碎，盛入茶包中，置于茶壶内，冲入沸水，盖闷10分钟后饮用。

用法

每日1剂，代茶频饮。

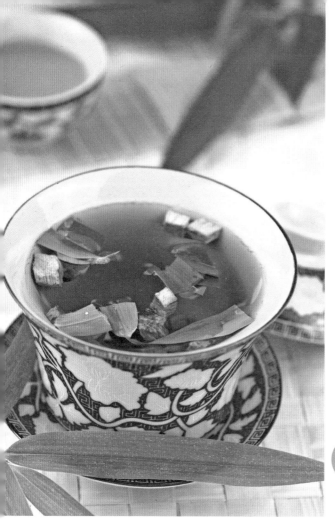

竹叶葛根茶

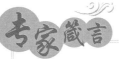

专家箴言

　　鲜竹叶与葛根合用，既可清心火，又可清胃热，常用于烦热口渴、发热头痛、高血压等。

材料

鲜竹叶、葛根各10克。

做法

将鲜竹叶、葛根分别洗净、切碎，一起放入盖碗中，冲入沸水，盖闷10分钟后饮用。

用法

每日1剂，代茶频饮。

宜忌

✓ 适合心胃火旺热盛所致的心胸烦闷、口渴、口舌生疮、小便赤涩、吐逆者。

✓ 高血压项背强痛及风热感冒、头痛昏沉者宜饮。

✓ 夏季饮用尤佳。

✗ 脾胃虚寒者不宜多饮。

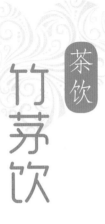

竹茅饮

材料

鲜竹叶、白茅根各10克。

调料

冰糖适量。

做法

将鲜竹叶、白茅根分别洗净，切碎，一起盛入茶包，置于茶壶内，放入冰糖，冲入沸水，盖闷10分钟后饮用。

用法

每日1剂，代茶频饮。

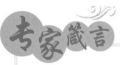

专家箴言

白茅根可凉血止血、清热利尿，搭配鲜竹叶，清心火、利小便的作用更强，常用于尿血、尿路感染、水肿及热病烦渴者。

宜忌

✓ 适合血热所致的尿血、热淋涩痛、小便不利、水肿、黄疸、心烦口渴者。

✓ 夏季饮用尤佳。

✗ 脾胃虚寒、尿多者忌用。

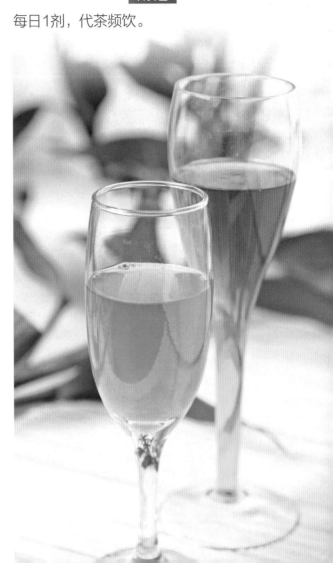

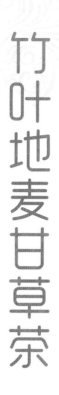

茶饮

竹叶地麦甘草茶

材料

鲜竹叶20克,生地黄、麦冬各10克,甘草5克。

调料

冰糖适量。

做法

将鲜竹叶洗净、切碎,与其他材料一起盛入茶壶内,冲入沸水,盖闷10~15分钟后即可饮用。

用法

每日1剂,代茶频饮。

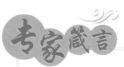

专家箴言

此茶可清热降火、生津润燥,并能补益心气,是清泻心火、养心除烦、生津利尿的佳品。

宜忌

✔ 适合心胃火旺、燥热心烦、口糜舌疮、小便短赤、失眠、心悸者饮用。

✔ 夏季饮用尤佳。

✘ 脾胃虚寒者不宜。

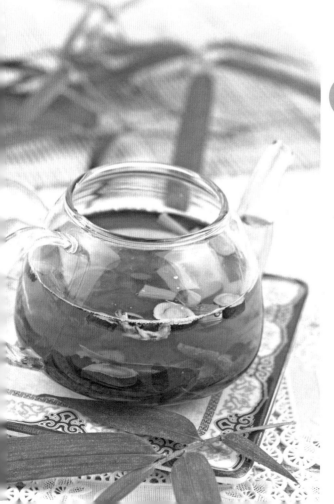

清泻心火药 · 鲜竹叶

39

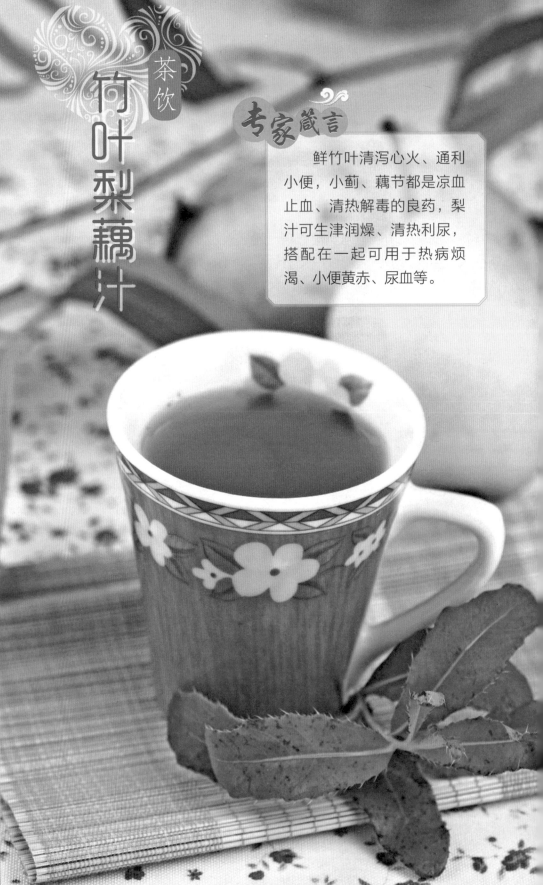

竹叶梨藕汁

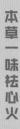

专家箴言

鲜竹叶清泻心火、通利小便，小蓟、藕节都是凉血止血、清热解毒的良药，梨汁可生津润燥、清热利尿，搭配在一起可用于热病烦渴、小便黄赤、尿血等。

=== 材料 ===

竹叶10克，小蓟、藕各20克，梨150克。

=== 做法 ===

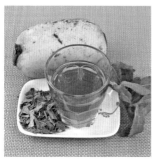
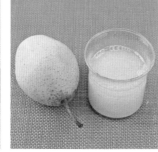
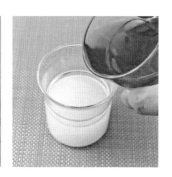

1 将竹叶、小蓟、藕分别洗净，放入锅中，加适量水，煎煮20分钟，去渣取汁。

2 把梨洗净，去皮、去核，果肉切成大块，放入打汁机中，加适量水打成梨汁。

3 将药汁加入梨汁中，拌匀饮用。

=== 用法 ===

每日1~2次，不拘时饮服。

=== 宜忌 ===

✓ 适合心火旺盛、心胸烦闷、烦热口渴、目赤咽肿、口舌生疮、胃热吐逆者饮用。

✓ 血热吐血、尿血、热淋涩痛、小便黄赤者宜饮用。

✓ 夏季饮用尤佳。

✗ 脾胃虚寒、便溏者不宜。

竹叶粥

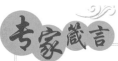

此粥可清心凉胃，除烦清热，可作为热病烦渴、口舌生疮、小便短赤者的食疗品。

宜忌

✓ 适合温病初起、烦躁不眠、心胸烦热、津伤口渴、口舌生疮、咽喉肿痛、小便短赤者。

✓ 夏季饮用尤佳。

✗ 脾胃虚寒者不宜食用。

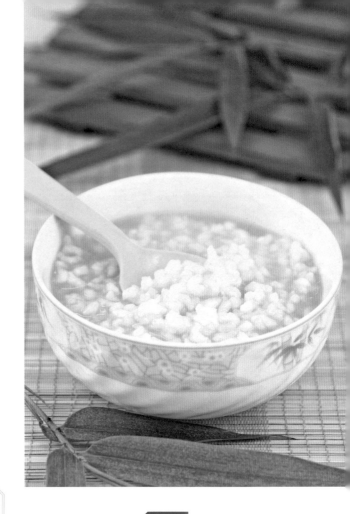

材料

鲜竹叶30克，粳米100克。

调料

冰糖适量。

做法

先将鲜竹叶切碎，入锅，加适量水煎煮，去渣留汤，再将粳米倒入，补足水分，煮成稀粥，将熟时放入冰糖稍煮即可。

用法

每日早、晚温热食用。

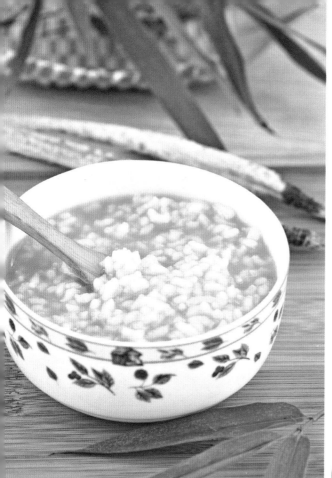

主食

竹叶沙参粥

材料

鲜竹叶20克，沙参10克，粳米100克。

做法

先将鲜竹叶洗净、切碎，与沙参一起放入锅中，加适量水煎煮，去渣留汤，再将粳米放入锅中，补足水分，煮成稀粥即可。

用法

每日早、晚温热食用。

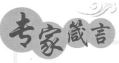

专家箴言

沙参养阴生津，搭配清心除烦的竹叶，可起到清热益气的效果，尤其对夏季暑热心烦、气阴两伤等证有食疗作用。

宜忌

✓ 适合热病或夏季暑热所致的心烦呕恶、肢软乏力、疮疡痈肿者食用。

✓ 夏季食用尤佳。

✗ 虚寒证者不宜。

清泻心火药

淡竹叶

别名 竹叶门冬青、迷身草、竹叶麦冬。

性味 味甘、淡，性寒。

归经 归心、胃经。

专家箴言

淡竹叶有清热泻火、除烦、利尿的功效。其能清泻心、胃实火，通利小便，常用于热病烦渴、口舌生疮、小便短赤等。现代研究证实，其有很好的退热、利尿作用。

古籍说法

《本草纲目》："去烦热，利小便，清心。"
《生草药性备要》："消痰止渴，除上焦火，明眼目，利小便，治白浊，退热，散痔疮毒 。"

药材选料

本品为禾本科植物淡竹叶的干燥茎叶，以色青绿、叶大、梗少、无根及花穗者为佳。干品常用于配药，入食以鲜品为佳，鲜品可自行采摘，以嫩叶为好。

鲜竹叶与淡竹叶属于不同植物，是两种药材，二者均可清心除烦、利小便。鲜竹叶清心热效果更好，善治上焦风热；而淡竹叶利尿作用强，以渗湿泄热见长。

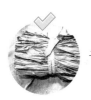 干淡竹叶

 鲜淡竹叶：
其茎叶较为短小，而鲜竹叶的茎叶较为细长

常用搭配

淡竹叶单用有效，与芦根、麦冬、黄芩、灯心草、生地黄、白茅根等其他清热药同用，效果会更好。

用法用量

可煎汁、泡茶或煮粥，不宜久煎，煮粥时宜稀薄，不宜稠厚。煎服用量在6～10克，大剂量可用至15～30克。

人群宜忌

适宜人群	不宜人群
✓ 心火盛、胃火盛所致的热病伤津、心烦口渴者及心火上炎所致的口舌生疮、咽及牙龈肿痛者	✗ 无实火者及脾胃虚寒尿频者不宜
✓ 小便短赤、热淋涩痛者	✗ 孕妇不宜

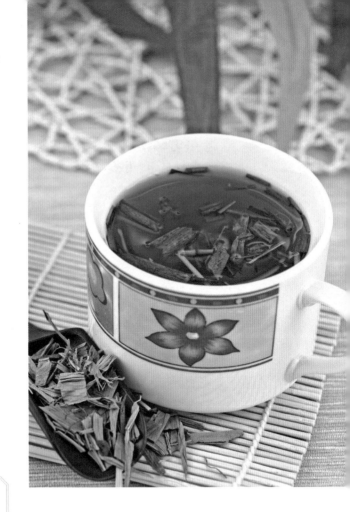

茶饮

淡竹叶茶

此茶既可泻心火，又能清胃火，是防治热病烦渴、口舌生疮的保健饮品。

宜忌

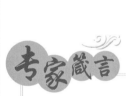

✓ 适合心、胃有实火所致的发热、心烦口渴、口舌生疮、牙龈肿痛、小便短赤、热淋涩痛者饮用。

✓ 夏季饮用尤佳。

✗ 无实火者及脾胃虚寒、尿频者不宜。

✗ 孕妇不宜。

材料

淡竹叶6克。

做法

将淡竹叶置于杯中，冲入沸水，盖闷10分钟后饮用。

用法

每日1剂，代茶频饮。

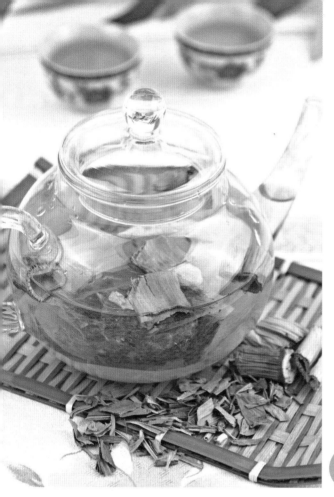

芦根竹叶茶

材料

芦根、淡竹叶各10克。

调料

冰糖适量。

做法

将芦根、淡竹叶与冰糖一起放入茶壶中，冲入沸水，盖闷15分钟后饮用。

用法

每日1剂，代茶频饮。

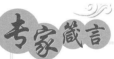

专家箴言

淡竹叶可利尿、除烦，清心胃之热，芦根可生津止渴，清肺胃之热，合用能增强退热除烦的功效。

宜忌

✓ 适合上焦风邪烦热、烦躁口渴、咽喉肿痛者。

✓ 适合小便短赤、热淋涩痛者。

✓ 春、夏季饮用尤佳。

✗ 无实火者及脾胃虚寒尿频者不宜。

✗ 孕妇不宜。

茶饮

竹叶苦丁茶

材料

淡竹叶6克，苦丁茶、甘草各3克。

调料

冰糖适量。

做法

将淡竹叶、苦丁茶、甘草和冰糖一起放入茶壶中，冲入沸水，盖闷20分钟后饮用。

用法

每日1剂，代茶频饮。

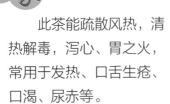

专家箴言

此茶能疏散风热，清热解毒，泻心、胃之火，常用于发热、口舌生疮、口渴、尿赤等。

宜忌

✓ 适合心胃热邪毒火旺盛所致的烦热口渴、牙龈肿痛、口腔溃疡、咽喉肿痛、小便短赤者。

✓ 夏季饮用尤佳。

✗ 脾胃虚寒者不宜。

✗ 备孕女性不宜。

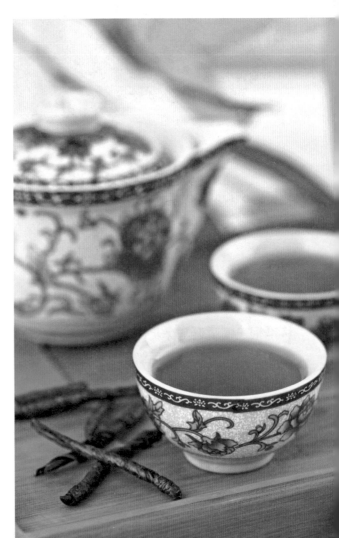

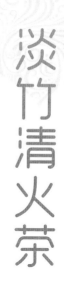

茶饮

淡竹清火茶

材料

淡竹叶、白茅根、金银花各10克。

做法

将淡竹叶、白茅根与金银花一起放入锅中，加适量水煎煮，去渣后取汁饮用。

用法

每日1剂，可分数次饮用。

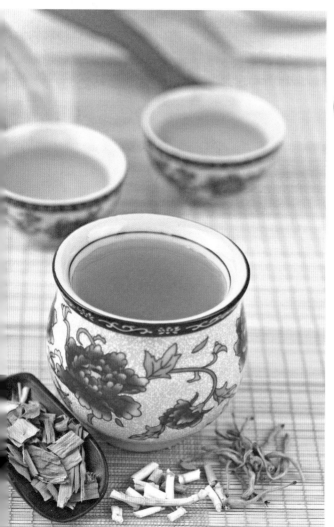

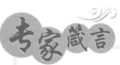

专家箴言

　　此茶可清心泻火、清热解毒、凉血止血，对热病烦渴、毒火疮疡、出血等均有调理作用。

宜忌

✔ 适合热邪毒火所致的口渴心烦、口舌生疮、小便短赤、疮疡肿痛、尿血者。

✔ 夏季饮用尤佳。

✘ 脾胃虚寒、尿频者及孕妇不宜。

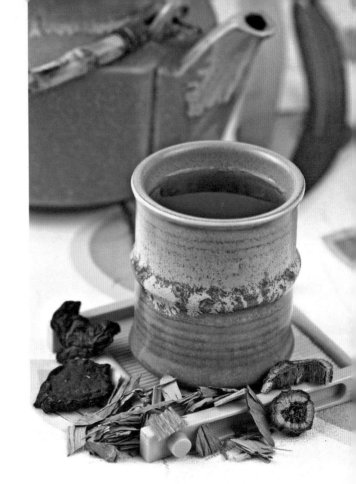

地芩竹叶饮

茶饮

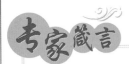
专家箴言

此茶有清心泻火的功效，是防治心火上炎所致口腔溃疡的保健佳品。

宜忌

✓ 适合心火上炎所致的口腔溃疡，症见口舌生疮、黏膜红赤糜烂、灼热疼痛、口干心烦者。

✓ 夏季饮用尤佳。

✗ 脾胃虚寒者及孕妇不宜。

材料

淡竹叶、生地黄各15克，黄芩10克。

调料

白糖适量。

做法

将淡竹叶、生地黄、黄芩一起放入锅中，加适量水煎煮，去渣取汁，调入白糖饮用。

用法

每日1剂，分2次饮用，或代茶频饮。

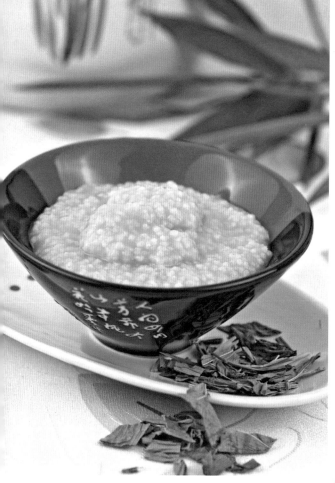

竹叶粟米粥

材料

淡竹叶15克，粟米（小米）100克。

做法

先将淡竹叶放入锅中，加适量水煎煮20分钟，去渣留汤。再倒入粟米，补足水分，煮成粥即可。

用法

每日早、晚温热食用。

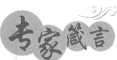

专家箴言

粟米本身就有清热养阴、健脾益胃、除烦利尿的作用，搭配淡竹叶，清热效果更佳。

宜忌

✓ 适合心脾热盛、烦热口渴、反胃呕吐、小便不利、热淋涩痛者食用。

✓ 夏季食用尤佳。

✗ 脾胃虚寒者及孕妇不宜。

主食

竹叶绿豆粥

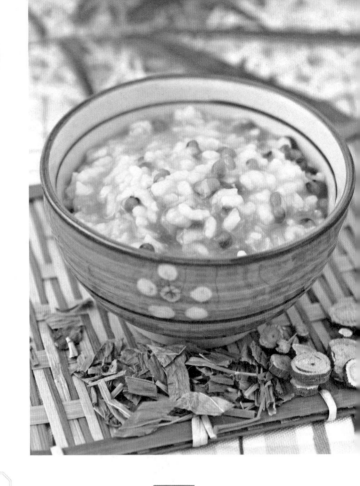

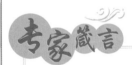

此粥有清泻心火、解毒敛疮、消暑退热的功效，最宜心火亢盛者日常调养。

宜忌

✓ 适合心胃火盛、湿热内蕴所致的心烦口渴、口腔溃疡、疮疡疖肿、小便短赤、热淋涩痛者。

✓ 夏季食用尤佳。

✗ 脾胃虚寒尿频者及孕妇不宜。

材料

淡竹叶10克，甘草5克，绿豆25克，粳米100克。

调料

冰糖适量。

做法

将淡竹叶、甘草装入调料袋，与绿豆一起放入锅中，加适量水煮至绿豆皮裂开，取出调料袋，倒入粳米和冰糖，续煮至粥成。

用法

每日早、晚温热食用。

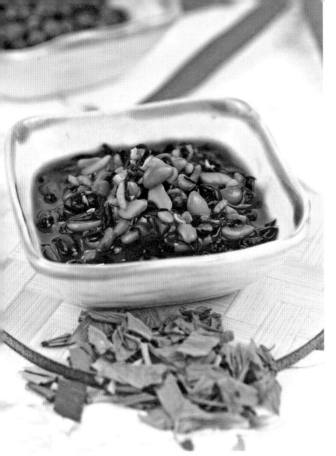

汤羹

淡竹黑豆羹

材料

黑豆90克，淡竹叶10克，枸杞叶3克。

调料

冰糖适量。

做法

将淡竹叶、枸杞叶装入调料袋，与黑豆一起放入锅中，加适量水煮至黑豆皮裂开，取出调料袋，放入冰糖，续煮至豆烂汤浓即成。

用法

每日早、晚温热食用。

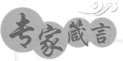

专家箴言

此方源自《太平圣惠方》，有清心解毒的功效，常用于毒火攻心、烦热恍惚等症。

宜忌

✓ 适合毒火壅热攻心、烦热恍惚、失眠健忘、心烦口干、疮毒肿痛、小便不利者。

✓ 夏季饮用尤佳。

✗ 脾胃虚寒泄泻者及孕妇不宜。

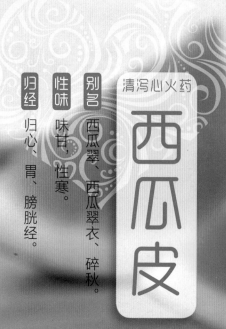

清泻心火药

西瓜皮

别名　西瓜翠、西瓜翠衣、碎秋。

性味　味甘，性寒。

归经　归心、胃、膀胱经。

专家箴言

西瓜皮可清热解暑、泄热除烦、通利小便，常用于暑热烦渴、小便短赤、咽喉肿痛，或口舌生疮、浮肿等症。

古籍说法

《随息居饮食谱》：西瓜"肉外青皮以瓷锋刮下，名西瓜翠衣，入药凉惊、涤暑"。

《本草再新》："能化热除烦，去风利湿。"

药材选料

本品为葫芦科西瓜属植物西瓜的中果皮，削去外果皮及残留的果肉，洗净后晒干使用，以干燥、皮薄、外面青绿色、内面近白色者为佳。夏季吃完西瓜后，自行削取西瓜皮，装瓶放入冰箱内存放即可。

 西瓜皮

 西瓜外皮不可用

常用搭配

西瓜皮可单用，或与西瓜果肉、番茄等其他清热的水果一起食用，也常与白茅根、茯苓、冬瓜皮等合用，以增强利尿作用。

用法用量

直接食用，也可煎汁、榨汁饮服，或凉拌，做羹汤。煎服用量在15～50克。外用涂敷于痈肿疮疖、痱子、口疮处有效。

人群宜忌

适宜人群	不宜人群
✓ 心火内盛或暑热所致的心烦口渴、咽喉肿痛、口舌生疮、小便短赤、痈肿疮疖、湿热生痱子者 ✓ 小便不利、肾炎水肿者	✗ 中寒湿盛者忌用

西瓜全汁

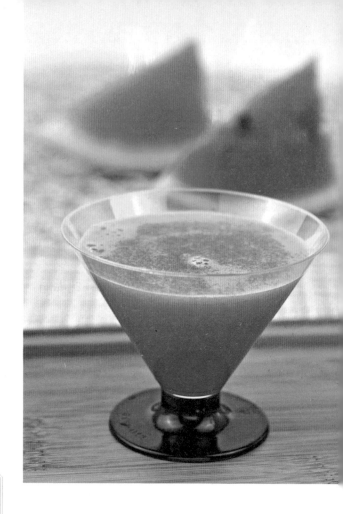

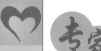 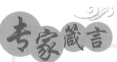 专家箴言

　　西瓜果肉也是清热祛火的好材料，搭配西瓜皮，泄热除烦、利尿消肿效果更佳。

宜忌

✓ 适合心火内盛、暑热烦渴、口舌溃疡糜烂、口干唇焦、咽喉肿痛、痈肿疮疖、大便热结、小便短赤、水肿者。

✓ 夏季饮用尤佳。

✗ 寒湿、泄泻者不宜。

材料

西瓜果肉150克，西瓜皮100克。

做法

将西瓜果肉和西瓜皮一起放入打汁机中，搅打成果汁即可饮用。

用法

每日1~2杯。

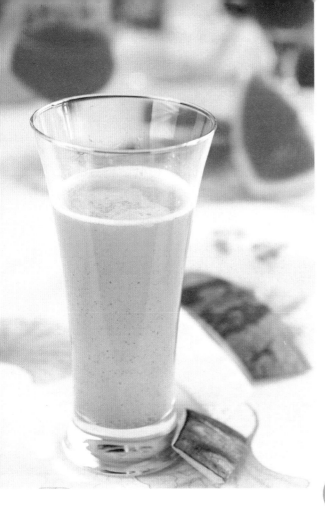

二皮饮

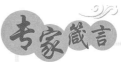

材料

西瓜皮150克，冬瓜皮50克。

调料

白糖适量。

做法

将西瓜皮和冬瓜皮一起放入打汁机中，搅打成汁，调入白糖即可饮用。

用法

每日1~2杯。

专家藏言

西瓜皮、冬瓜皮都是通利小便、清热消肿的良药。此饮适合湿热内蕴所致的烦渴、尿少水肿等。

宜忌

✓ 适合心火内盛或暑热所致的心烦口渴、口舌糜烂、小便不利、水肿者。

✓ 夏季饮用尤佳。

✗ 寒湿泄泻者不宜。

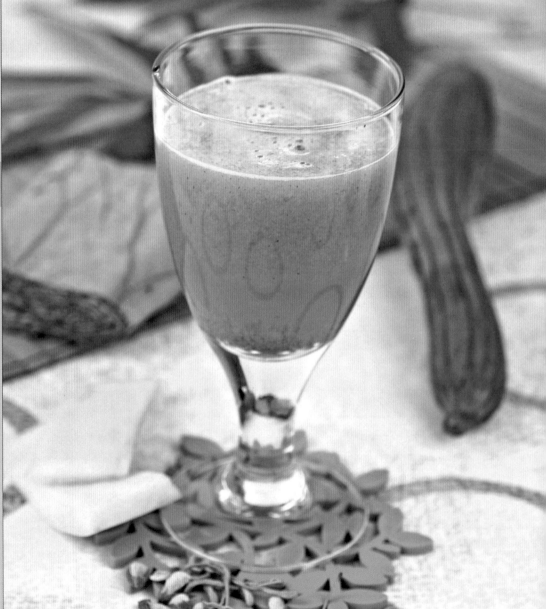

专家箴言

此方源自《温病条辨》。西瓜皮、鲜竹叶清心泻火，金银花、丝瓜皮清热解毒，荷叶、扁豆花解暑祛湿。合用可起到祛暑清热的作用，最宜暑热烦渴者调养。

材料

西瓜皮、丝瓜皮、鲜竹叶各50克，荷叶20克，金银花、扁豆花各6克。

调料

白糖适量。

丝瓜皮

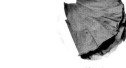

荷叶

扁豆花

丝瓜皮味甘、性凉，有清热解毒的功效，常用于除疔疮、退火毒、消痈肿。

荷叶味苦、性平，可清热解暑，升发清阳，凉血止血，常用于暑热烦渴、暑湿泄泻，以及血热吐衄、便血崩漏等出血症。

扁豆花味甘、性平，有解暑化湿的功效，常用于中暑发热、呕吐泄泻、白带等症。

做法

先将西瓜皮、丝瓜皮用打汁机打成蔬果汁，再把鲜竹叶、荷叶、金银花、扁豆花一起煎煮，取汁兑入蔬果汁，最后加白糖调匀即可饮用。

用法

每日1~2剂，不拘时频饮。

宜忌

✓ 适合心火旺盛或暑热所致的身体发热、心烦口渴、疮疡肿痛者。

✓ 小便不利、短赤、热淋涩痛及湿热水肿者宜饮用。

✓ 夏季饮用尤佳。

✗ 虚寒湿冷、便溏、腹泻、尿频者不宜饮用。

60

菜肴

凉拌西瓜皮

材料

西瓜皮250克，大葱末20克。

调料

生抽、米醋、白糖、盐、鸡精各适量。

做法

先将西瓜皮去掉外层绿色硬皮，切成小条后装盘，再放入各调料拌匀，最后用大葱末炸成葱油浇在上面即成。

用法

随餐作凉菜食用。

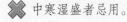

专家箴言

这既是一道清凉爽口的小菜，又是夏季清心祛火、利尿消肿的保健食疗品，上火者不妨常吃。

宜忌

✓ 适合心火内盛所致的心烦口渴、口舌生疮、咽痛、痈肿疮疖、小便不利者。

✓ 夏季食用尤佳。

✗ 中寒湿盛者忌用。

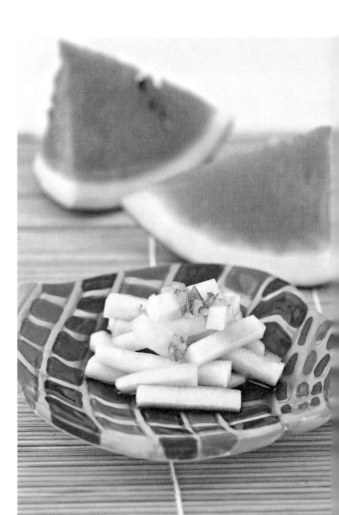

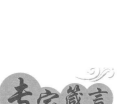

绿豆瓜皮汤

汤羹

材料

西瓜皮100克，绿豆30克。

调料

白糖适量。

做法

先将绿豆放入锅中，加适量水煮20分钟，再将西瓜皮切成片后放入锅中，续煮10分钟，最后放入白糖调匀关火，待冷却后饮服。

用法

每日分数次食用，吃绿豆、西瓜皮，喝汤。

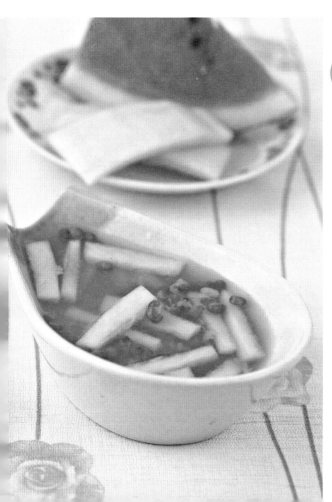

专家箴言

绿豆可清热解毒、消肿疗疮，西瓜皮清热解暑、除烦止渴，二者搭配，善治毒火痤疮痈肿。

宜忌

✓ 适合心火上炎所致的痤疮、疖肿等红肿热痛者，以及暑热体温高、湿热内蕴、小便不利、心烦口渴者。

✓ 夏季食用尤佳。

✗ 虚寒泄泻、寒湿者不宜。

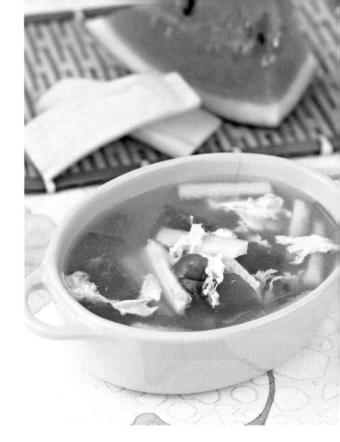

汤羹

瓜皮番茄鸡蛋汤

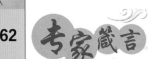 专家箴言

此汤既可清心除烦、消暑利尿，又能益气养阴，生津止渴，是夏日理想的清热滋阴佳品。

宜忌

✓ 适合暑热心烦、口干舌燥、口腔溃疡、小便不利者食用。

✓ 夏季食用尤佳。

✗ 虚寒泄泻、寒湿者不宜。

材料

西瓜皮100克，番茄50克，鸡蛋1个。

调料

香油、盐、鸡精各适量，香菜末少许。

做法

1 将西瓜皮切片，番茄切块，鸡蛋打成蛋液。

2 锅中倒入适量水烧开，西瓜皮、番茄煮5分钟，倒入鸡蛋液，再煮沸后加盐、鸡精调味，撒香菜末，淋香油即可。

用法

随餐食用，喝汤，吃菜、蛋和西瓜皮。

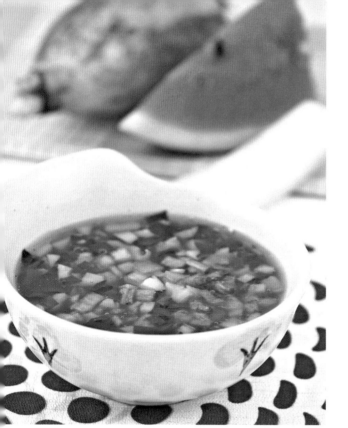

汤羹

藕实羹方

材料

西瓜皮100克，莲藕、莼菜各50克。

调料

豉汁、香油各10克，盐、鸡精、淀粉各适量。

做法

1 将莲藕、西瓜皮、莼菜分别切碎；用豉汁、盐、鸡精、淀粉调成味汁。

2 锅中放入莲藕丁、西瓜皮和适量水，煮5分钟，放入莼菜和味汁，再煮沸后淋香油即可。

用法

每日1次，吃菜喝汤。

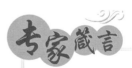

专家箴言

此方源自《普济方》，有补中、生津、养神的作用，最适合烦热口渴、心情烦闷者多吃。

宜忌

✓ 适合心火旺盛所致的烦热口渴、心烦不宁者，有血热出血倾向者也宜食用。

✓ 夏季食用尤佳。

✗ 虚寒泄泻、寒湿者不宜。

清泻心火药

灯心草

别名 灯心秧草、水灯心、野席草、龙须草、灯草。

性味 味甘、淡，性微寒。

归经 归心、肺、小肠经。

专家箴言

灯心草有清心降火、利尿通淋的功效，可通过利尿泄热以引导心火下降，常用于心烦失眠、口舌生疮、小便不利等。

古籍说法

《本草纲目》："降心火，止血通气，散肿止渴。"

《本草经疏》："灯心草，气味甘寒，则无毒可知。入心、小肠药也。其质轻通，其性寒，味甘淡，故能通利小肠热气下行从小便出，小肠为心之腑，故亦除心经热也。"

药材选料

本品为灯心草科植物灯心草的干燥茎髓。除去杂质，剪段后生用，以色白、条长、粗细均匀、有弹性者为佳。灯心炭为煅炭法炮制而成，凉血止血作用较好，而一般用于清心降火、利尿通淋时，以生品为宜。

 灯心草

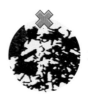 灯心炭

常用搭配

灯心草可单用，也常与竹叶、淡竹叶、车前草、黄连、栀子等同用，以增强清心火的作用。

用法用量

可煎汁、泡茶或入汤粥，也可入散剂。煎服用量在1～3克。也可外用于患处。

人群宜忌

适宜人群	不宜人群
✔ 心火盛所致的心烦失眠、口舌生疮、咽喉肿痛者 ✔ 小儿心热、夜啼者 ✔ 小便不利、淋沥涩痛、湿热黄疸者	✘ 虚寒者及小便不禁者慎用

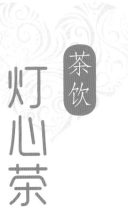

茶饮

灯心茶

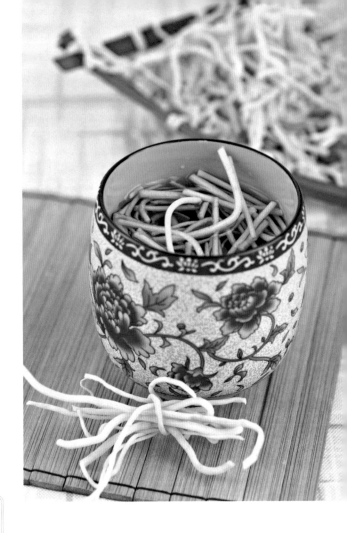

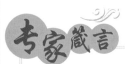

专家箴言

此茶可清心降火，利尿通淋，常用于心烦失眠、小便不利等症。

宜忌

✓ 适合心火亢盛所致的失眠、心烦、夜卧不安者以及小儿心烦夜啼者。

✓ 小便不利、尿少水肿者宜饮用。

✓ 夏季饮用尤佳。

✗ 虚寒及小便不禁者慎用。

材料

灯心草6克。

做法

将灯心草置于杯中，冲入沸水，盖闷20分钟后即可饮用。

用法

代茶频饮。失眠者宜在睡前1小时饮用。

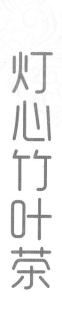

灯心竹叶茶

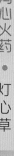

材料

灯心草5克，鲜竹叶30克。

调料

冰糖适量。

做法

将灯心草、鲜竹叶和冰糖一起放入茶壶中，冲入沸水，盖闷15~20分钟后即可饮用。

用法

代茶频饮。失眠者宜在睡前1小时饮用。

专家藏言

此茶可清心降火，除烦利尿，常用于虚烦不眠、心烦口渴、小便不利等症。

宜忌

✓ 适合心火旺盛、耗伤心阴所致的虚热烦躁、心烦不眠、夜卧不宁、烦渴者。

✓ 小便短赤、涩痛者宜饮。

✓ 夏季饮用尤佳。

✗ 虚寒及小便不禁者慎用。

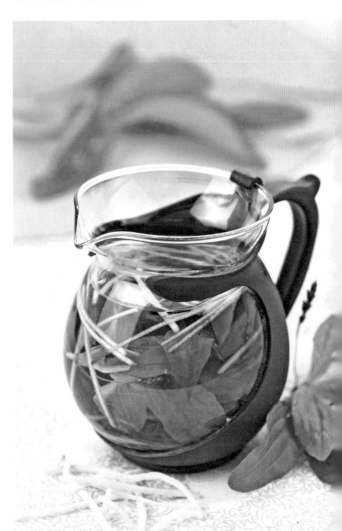

茶饮

灯心车前饮

本草一味祛心火

材料

灯心草5克，车前草10克。

调料

白糖适量。

做法

将灯心草和车前草放入锅中，加适量水煎煮15分钟即可倒入杯中，加白糖饮用。

用法

每日1剂，代茶频饮。

专家箴言

灯心草清心降火，车前草凉血解毒，且二者均是清热利尿的良药，合用可用于水肿尿少、热淋涩痛及小儿风热惊痫等。

宜忌

✔ 适合热毒火盛所致的小便短赤不利、热淋涩痛者。

✔ 小儿风热惊痫者宜饮。

✔ 夏季饮用尤佳。

✘ 虚寒及小便不禁、精气不固者慎用。

68

灯心玫瑰茶

材料

灯心草3克、玫瑰花5克。

做法

将灯心草、玫瑰花放入杯中，冲入沸水，盖闷5～10分钟后即可饮用，可多次冲泡。

用法

每日1剂，代茶频饮。

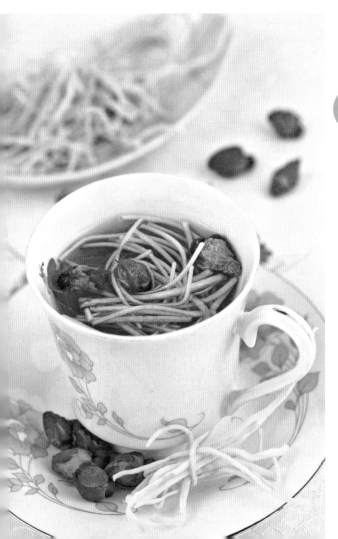

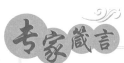

专家箴言

玫瑰花有疏肝理气的功效，搭配灯心草，可清心火、理肝气、除心烦、解郁闷。

宜忌

✓ 适合心火亢盛、情绪不稳、心胸胀闷、胸腹胀气痞痛、心烦失眠、小便艰涩者。

✓ 春、夏季饮用尤佳。

✗ 虚寒者、小便不禁者及孕妇慎用。

灯心草鲫鱼粥

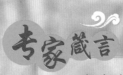

专家箴言

鲫鱼有健脾胃、化水湿、利尿消肿的功效，搭配清心降火、利尿通淋的灯心草，可用于热盛心烦、小便短赤、尿少水肿等症。

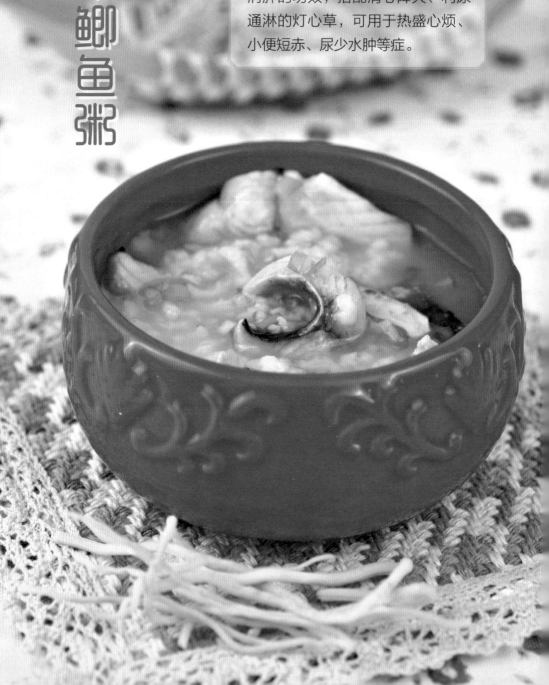

材料

鲫鱼1条，粳米100克，灯心草5克，葱末少许。

调料

料酒、淀粉各10克，盐、鸡精各适量。

做法

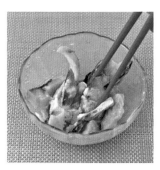
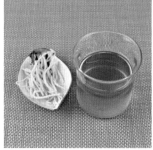
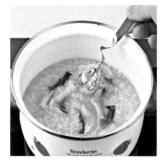

1 将鲫鱼收拾干净，切下鱼身两侧的肉，再切成片，加料酒、盐、淀粉上浆。

2 灯心草加水煎汁，过滤掉药渣，取汤汁再倒入锅中。

3 倒入粳米，补适量水，煮至粥将成时，放入鱼片滑散，再煮沸后加盐、鸡精调味，撒葱末搅匀即成。

用法

每日早、晚作主食食用。

宜忌

✓ 适合小便短赤、热淋涩痛、尿少水肿者食用。

✓ 适合心火亢盛所致的身体发热、心烦口渴者食用。

✓ 春、夏季食用尤佳。

✗ 虚寒者、小便不禁者慎用。

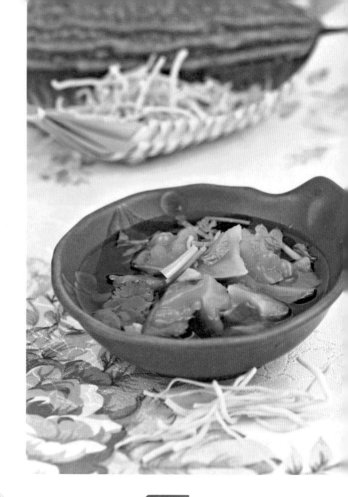

汤羹

灯心苦瓜汤

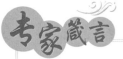专家箴言

　　苦瓜有清暑涤热、降火解毒的作用，搭配灯心草，可增强退热降火、清心除烦的功效。

宜忌

✓ 适合伤暑身热、暑天烦渴、小便短赤不利、睡卧不安、风热赤眼者食用。

✓ 夏季食用尤佳。

✗ 脾胃虚寒、便溏、腹泻、尿不禁者慎用。

材料

灯心草3克，苦瓜250克，香菜段少许。

调料

白糖20克，盐、鸡精各适量。

做法

1 将苦瓜洗净，去瓤，切成片，焯水备用。

2 灯心草放入锅中，加适量水煮15分钟，去渣留汤，放入苦瓜和白糖煮5分钟，加盐、鸡精调味，淋香油，撒入香菜段即可。

用法

随餐食用，吃苦瓜，喝汤，灯心草不吃。

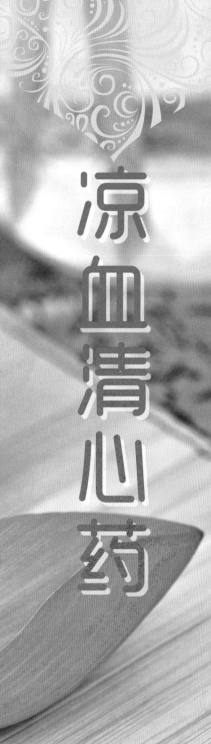

凉血清心药

凉血清心药

生地黄

别名 地黄、生地、地髓、原生地、干生地。

性味 味甘、苦，性寒。

归经 归心、肝、肾经。

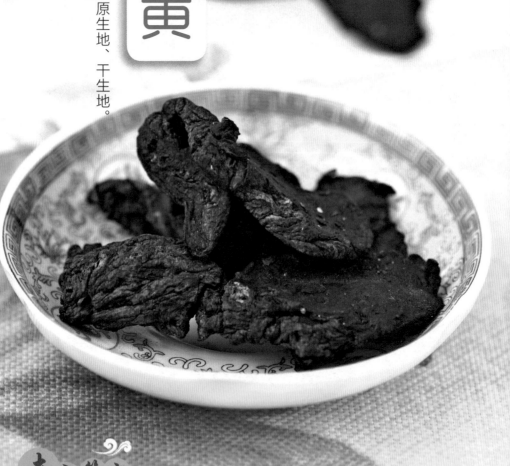

专家箴言

生地黄是清热、凉血、止血的要药，且有养阴、生津、止渴的功效，常用于血热烦渴、神昏、出血证等。

古籍说法

《本经逢原》："干地黄，内专凉血滋阴，外润皮肤荣泽，病人虚而有热者宜加用之。"

《珍珠囊》："凉血，生血，补肾水真阴。"

药材选料

本品为玄参科植物地黄的新鲜或干燥块根。以块大、体重、断面乌黑油润、味甘者为佳。选择鲜品、干品或药店炮制过的药品均可，鲜生地黄的清热功效更好。熟地黄是用生地黄酒制而成，性微温，主补血养阴、填精益髓，与生地黄属性、功效均不同，不可误用。

鲜生地黄　　　　干生地黄　　　　熟地黄

常用搭配

用于清热养阴时，生地黄常与玄参、连翘、山茱萸、丹参、麦冬、沙参、玉竹等药材同用。

用法用量

可用鲜品捣汁入药，也可泡茶、煎汤或煮粥。煎服用量在10~15克，鲜品用量加倍。

人群宜忌

适宜人群	不宜人群
✅ 热入营血、壮热烦渴、神昏、舌质呈绛红色者	❌ 脾虚湿滞、腹满便溏者不宜
✅ 血热吐血、便血、尿血、崩漏或产后下血不止、心神烦乱者	
✅ 阴虚内热、骨蒸劳热以及热病伤阴、烦渴多饮、肠燥便秘者	

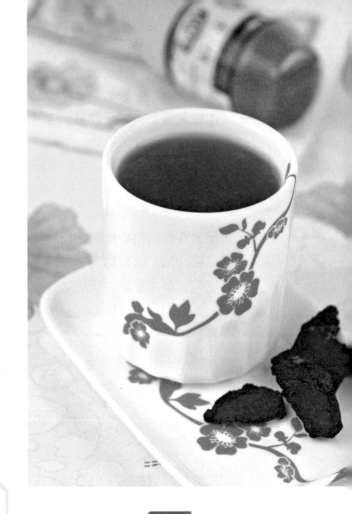

茶饮

生地蜜汁饮

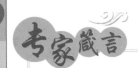

专家箴言

此饮有清热凉血的功效，常用于心热烦渴、壮热不止、口舌生疮等。

宜忌

✔ 适合壮热烦渴、阴虚内热、心烦气躁、口舌生疮、肠燥便秘者。

✔ 小儿热疾者亦适用，可根据年龄加减用量。

✔ 春、夏、秋季皆宜饮用。

✘ 脾虚湿滞、腹满、便溏者不宜。

材料

生地黄10克（或鲜品20克），蜂蜜适量。

做法

将生地黄洗净，放入锅中，加适量水煎煮30分钟，去渣取汁后调入蜂蜜，搅拌均匀即可饮用。

用法

每日1剂，不拘时饮服。

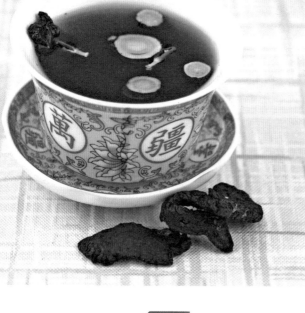

生地莲心甘草饮

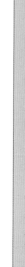

材料

生地黄15克（或鲜品30克），莲子心、甘草各3克。

调料

冰糖适量。

做法

将生地黄、莲子心、甘草洗净，放入盖碗中，冲入沸水，加盖闷泡20分钟即可饮用。

用法

每日1剂，可多次冲泡，连服数日。

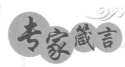

专家箴言

此饮对阴虚火旺所致的口腔溃疡、心悸失眠等均有调理效果。

宜忌

✓ 适合阴虚火旺引起的口腔溃疡反复发作，及伴有心悸、失眠等症状者。

✓ 夏季饮用尤佳。

✗ 脾虚湿滞、腹满、便溏者不宜。

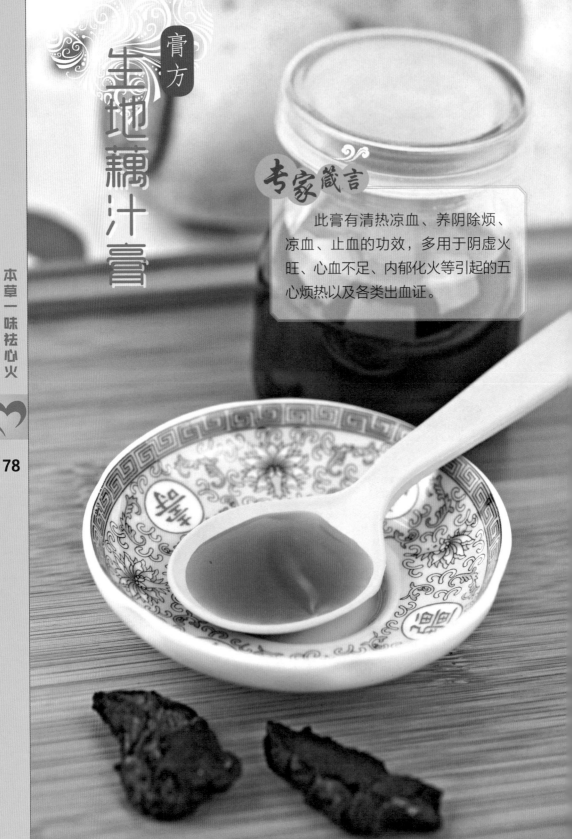

生地藕汁膏

专家箴言

　　此膏有清热凉血、养阴除烦、凉血、止血的功效，多用于阴虚火旺、心血不足、内郁化火等引起的五心烦热以及各类出血证。

生地黄100克（或鲜品200克），
莲藕1000克。

蜂蜜100克。

做法

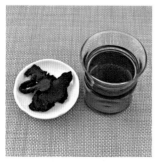 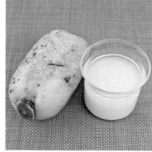 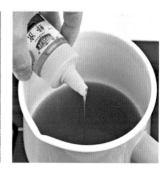

1 先把生地黄煎煮取汁200毫升。（如用生品，可直接用榨汁机榨取生鲜地黄汁）

2 再将莲藕洗净，用榨汁机榨取生藕汁200毫升。

3 最后把两种汁同入锅中，加蜂蜜，小火熬成稠膏。盛入可密封的干净容器内保存。

用法

每日不拘时服用1匙，含服或冲水调服均可。

宜忌

✓ 适合阴虚内热、五心烦热、心神烦乱、津干口渴、虚热不眠、惊悸多梦、肠燥便秘者。

✓ 有血热出血证及阴虚者宜服用。

✓ 四季皆可，春、夏更宜。

✗ 虚寒便溏、腹泻者不宜。

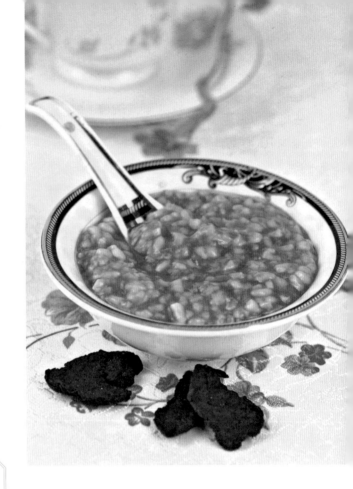

主食

生地黄粥

专家箴言

此方出自《食医心鉴》，可滋阴、凉血、生津。用于阴虚内热及血热所致的心悸、虚烦不眠等。

宜忌

✔ 适合阴虚内热、血热等所致的心悸不安、心神不定、虚烦不眠、骨蒸劳热、羸瘦乏力、须发早白、干咳少痰者。

✔ 春、夏季更宜食用。

✖ 脾虚泄泻、食少痰多者不宜。

材料

生地黄15克（或鲜品30克），粳米100克。

调料

红糖适量。

做法

先将生地黄放入锅中，加适量水煮30分钟，滤渣留汤，倒入淘洗净的粳米，煮至粥将成时加入红糖，略煮即可。

用法

每日早、晚温热食用。

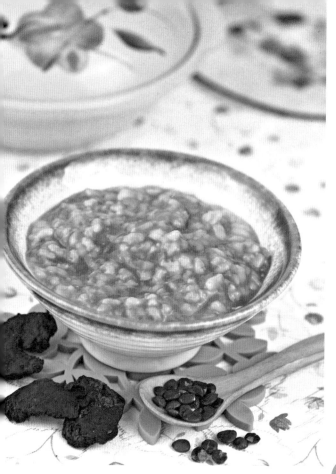

主食

生地枣仁粥

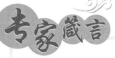

此方出自《饮膳正要》，可清心凉血，除烦安神，用于骨蒸劳热、羸瘦乏力、心烦不眠等。

材料

生地黄、酸枣仁各10克，粳米100克。

调料

白糖少许。

做法

先将生地黄、酸枣仁放入锅中，加适量水煮30分钟，滤渣留汤，倒入淘洗净的粳米，煮至粥将成时加入白糖，略煮即可。

用法

每日作晚餐或夜宵食用，助眠效果更好。

宜忌

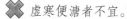

✓ 适合阴液耗伤、虚热内扰所致的心烦失眠、低热不退、形体消瘦、心悸、健忘、口燥咽干、乏力者。

✓ 四季皆宜食用。

✗ 虚寒便溏者不宜。

生地双仁粥

材料

生地黄15克，酸枣仁、柏子仁各6克，粳米100克。

调料

白糖适量。

做法

1 将酸枣仁、柏子仁捣碎，与生地黄一起放入锅中，加500毫升水煎煮，滤渣取汤汁200毫升。

2 用另一锅将粳米加水煮成稀粥，兑入汤汁，加入白糖，再煮1~2沸即成。

用法

每日早、晚温热食用。

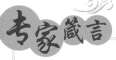

专家箴言

此粥可养阴清热，安神除烦，对改善心火旺、阴虚内热所致的神经衰弱非常有效。

宜忌

✓ 适合心火旺、阴虚内热所致的骨蒸劳热、烦躁不眠、失眠健忘、盗汗、五心烦热者。

✓ 夏季饮用尤佳。

✗ 大便溏泻者慎服。

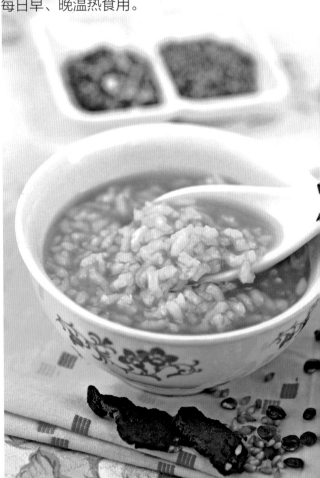

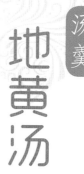

地黄汤

材料

生地黄15克，白茅根5克，葱白30克。

做法

将所有材料洗净，放入锅中，加800毫升水，煎煮至水剩300毫升，过滤去渣后取汁饮用。

用法

每日分2次温热饮用。

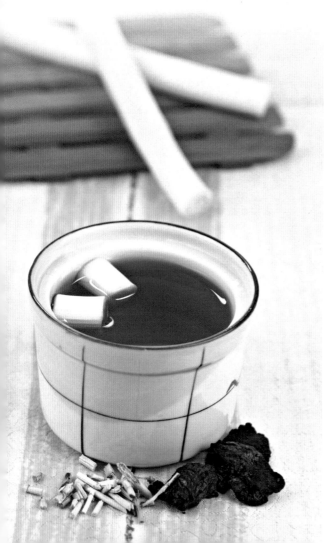

专家藏言

此方源自《圣济总录》，有清热凉血、清心除烦的功效，常用于心中烦闷、尿血、便血等。

宜忌

✓ 适宜阴虚、血热所致的心中痞闷、心神烦乱、尿血、便血、吐血、崩漏者。

✓ 春、夏季饮用尤佳。

✗ 大便溏泻者慎服。

凉血清心药

小蓟

别名 刺儿菜、刺蓟菜、猫蓟、曲曲菜、青青菜、刺角菜。

性味 味甘、微苦，性凉。

归经 归心、肝、脾经。

专家藏言

小蓟有凉血止血、清热解毒、散瘀消肿的功效，对血热妄行所致的各类出血证均有疗效，并可用于热毒疮疡初起的肿痛等。

古籍说法

《医学衷中参西录》："善入血分，最清血分之热，凡咳血、吐血、衄血、二便下血之因热者，服者莫不立愈。……并治一切疮疡肿疼、花柳毒淋、下血涩疼，盖其性不但能凉血止血，兼能活血解毒，是以有以上种种诸效也。其凉润之性，又善滋阴养血，治血虚发热；至女子血崩赤带，其因热者用之亦效。"

药材选料

本品为菊科植物刺儿菜或刻叶刺儿菜的地上部分或根。以色绿、叶多者为佳。除去杂质后，鲜用或晒干生用。一般鲜用凉血止血的效果更好，是人们常吃的一种野菜，也是药膳食疗的上佳选择。

小蓟　　　　　　大蓟

常用搭配

小蓟单用捣汁服即有效，也可与大蓟、侧柏叶、白茅根、生地黄、黄柏、栀子、淡竹叶等同用。

用法用量

可煎汁、泡茶或入汤羹，但不宜久煎。煎服用量在 10 ~ 20 克，鲜品用量可加倍。外用捣敷患处，止血消痈的效果也很好。

人群宜忌

适宜人群	不宜人群
✔ 血热妄行所致的吐血、咳血、鼻出血、尿血、便血、子宫出血以及外伤出血等各类出血证者	✖ 脾胃虚寒泄泻、不思饮食者不宜
✔ 热毒疮疡初起、肌肤红肿热痛者	✖ 血极虚而无瘀滞者慎服

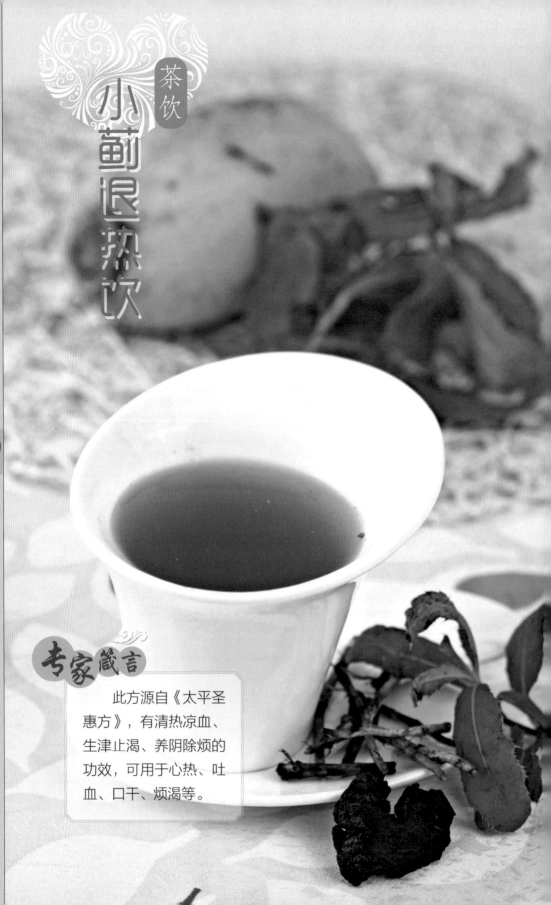

小蓟退热饮

专家箴言

此方源自《太平圣惠方》，有清热凉血、生津止渴、养阴除烦的功效，可用于心热、吐血、口干、烦渴等。

材料

生莲藕、生牛蒡、小蓟根各30克，生地黄15克（或鲜品30克）。

调料

蜂蜜适量。

做法

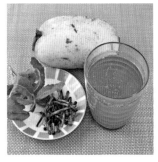 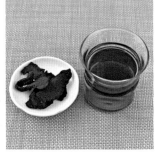 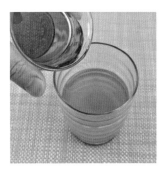

1 将生藕、生牛蒡、小蓟根洗净，放入打汁机中打成蔬菜汁。

2 生地黄煎煮30分钟，滤渣取汁200毫升。（鲜品可直接榨汁）

3 将地黄汁倒入蔬菜汁中，加入蜂蜜，搅拌均匀，即可饮用。

用法

每日1剂，不拘时徐徐含咽。

宜忌

✓ 适合心胃热盛所致的心烦口渴、口干津少、血热吐血、烦躁失眠者。

✓ 有低热、头痛、热毒疮疡初起、红肿热痛者也宜饮服。

✓ 春、夏季饮用尤佳。

✗ 脾胃虚寒、泄泻者不宜。

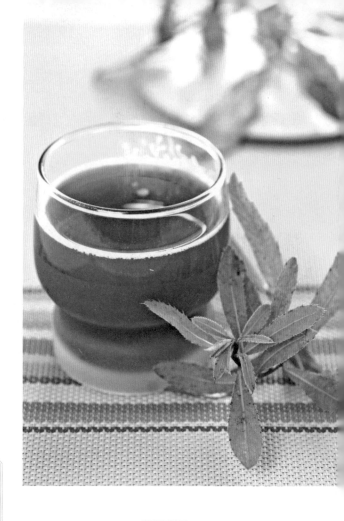

茶饮

小蓟汁

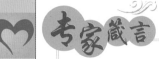

专家箴言

此饮可凉血止血、清热解毒、消肿散瘀，对血热出血、热毒肿痛等均有缓解作用。

宜忌

✓ 适合血热妄行所致的吐血、咳血、鼻出血、尿血等出血证者。

✓ 发热头痛、疮疡肿痛、体热烦渴者宜饮。

✓ 春、夏季饮用尤佳。

✗ 脾胃虚寒泄泻、气血虚弱者不宜。

材料

小蓟150克。

调料

白糖适量。

做法

将小蓟择洗干净，放入打汁机中打成汁，加入白糖即可饮用。

用法

每日分2~3次不拘时饮服。

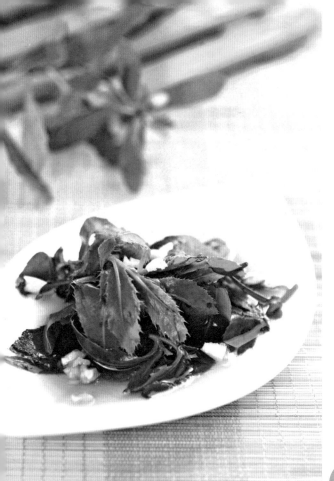

菜肴

凉拌小蓟

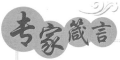 专家箴言

此菜凉血止血、清心除烦，且清凉爽口，是春夏消除烦热的保健良方。

材料

小蓟200克，蒜蓉10克。

调料

米醋、盐各适量。

做法

先将小蓟择洗干净，切成段，焯水后装盘，放入蒜蓉、米醋、盐，搅拌均匀即成。

用法

随餐食用，每餐约食40克，每日1次。

宜忌

✔ 适合心火旺盛、血热妄行所致的血压高、头痛、体热、红肿热痛以及有出血倾向者食用。

✔ 春、夏季食用尤佳。

✖ 脾胃虚寒泄泻、气血虚弱者不宜。

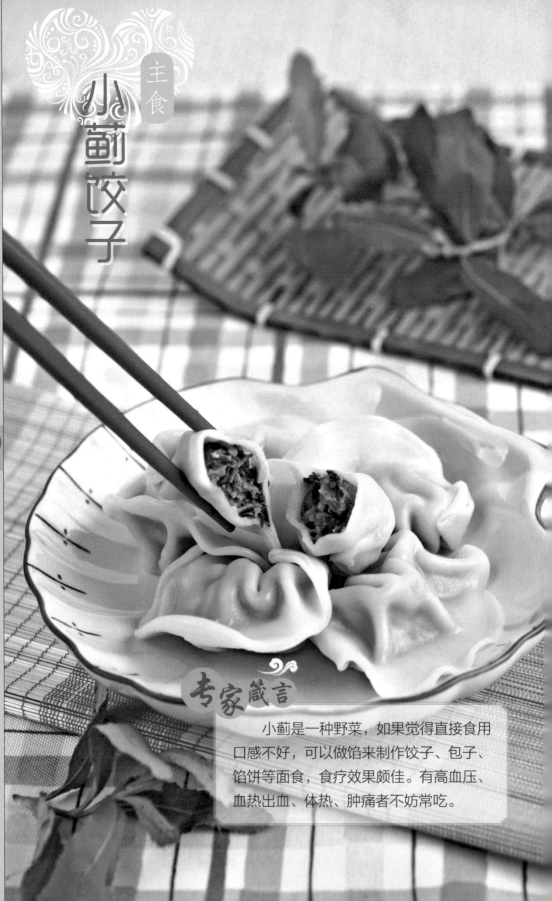

小蓟饺子

专家藏言

小蓟是一种野菜，如果觉得直接食用口感不好，可以做馅来制作饺子、包子、馅饼等面食，食疗效果颇佳。有高血压、血热出血、体热、肿痛者不妨常吃。

材料

小蓟500克，猪肉300克，葱末、姜蓉各20克，面粉600克。

调料

酱油、料酒各15克，盐、鸡精各适量。

做法

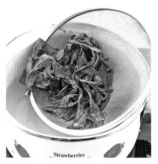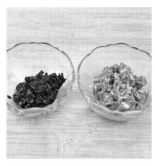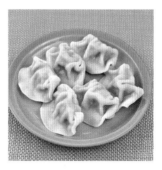

1 将小蓟择洗干净，入沸水焯烫后捞出，挤干水分。

2 把小蓟和猪肉分别剁成馅料，加入葱末、姜蓉和所有调料拌匀，制成饺子馅。

3 和面，擀皮，包馅，制成饺子生坯，下锅煮熟即可食用。

用法

随餐食用。

宜忌

✓ 适合血热所致的血压偏高、发热头痛、心烦失眠、热毒疮疡、红肿热痛以及有出血症状者。

✓ 春、夏季更宜食用。

✗ 脾胃虚寒泄泻、气血虚弱者不宜。

小蓟粥

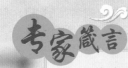

专家箴言

此粥可凉血清心，清热解毒，退热消肿，可作为各类热病、疮疡肿痛及出血证者的辅助食疗品。

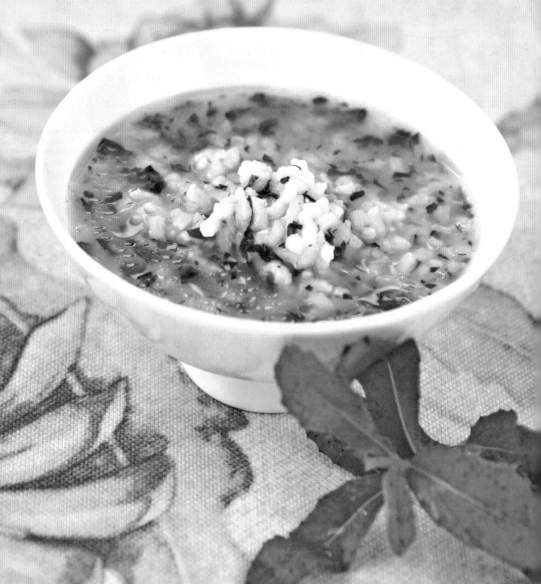

材料

小蓟120克，粳米100克。

调料

盐、鸡精、香油各适量。

做法

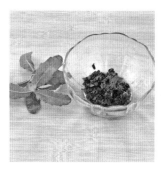 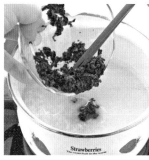 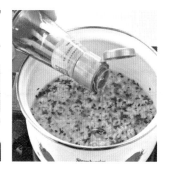

1 将小蓟择洗干净，入沸水焯烫后捞出，挤干水分，剁碎。

2 粳米淘洗干净，放入锅中，加适量水煮至粥稠时，倒入小蓟，略煮即可。

3 加入盐、鸡精调好味，淋入香油即成。

用法

每日早、晚温热食用。

宜忌

 适合血热妄行所致的各类出血证者。

有高血压、发热头痛、疮疡肿痛者宜食用。

春、夏季食用尤佳。

脾胃虚寒泄泻、气血虚弱者不宜。

凉血清心药

莲花

别名 荷花、睡莲、水花。

性味 味苦、甘，性凉。

归经 归心、肝经。

专家箴言

莲花有凉血清心、散瘀止血、去湿消风的功效，可用于心胃呕血、血淋、崩漏等出血证，也常用于天疱湿疮、疥疮瘙痒等湿热毒火之证。

古籍说法

《本草再新》："清心凉血，解热毒，治惊痫，消湿去风，治疮疥。"

《日华子本草》："镇心，益色驻颜。"

药材选料

本品为睡莲科植物莲的花蕾。6～7月间采收含苞未放的大花蕾或开放的花，阴干。以未开放、瓣整齐、洁净、气清香者为佳，红莲花、白莲花均宜。

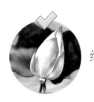 红莲花　　 白莲花

常用搭配

莲花一般单用，也可搭配茶叶、竹叶、淡竹叶、莲子心等，增强清心凉血的效果。

用法用量

可煎汤、泡茶、煮粥或入散剂，煎服用量在6~10克，也可研末内服，用量在1～1.5克。外用适量，可用鲜者贴敷患处。

人群宜忌

适宜人群	不宜人群
✓ 损伤呕血、心胃血热吐血、尿血、子宫出血者	✗ 脾胃虚寒者不宜内服
✓ 湿热毒火炽盛所致的天疱湿疮、疥疮瘙痒者	✗ 孕妇慎服

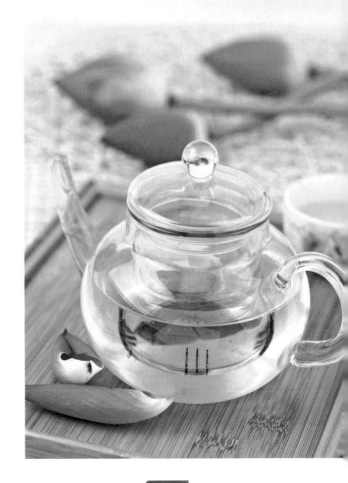

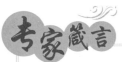

茶饮

莲花茶

本草一味祛心火

96

专家箴言

　　此茶有清心凉血、活血止血的功效，可用于心烦、出血等症。

宜忌

✔ 适合血热、瘀血或暑热所致的心神烦乱、舌红者及流鼻血、吐血、尿血、子宫出血者。

✔ 夏季饮用尤佳。

✘ 脾胃虚寒者及孕妇不宜。

材料

莲花6克，绿茶3克。

做法

莲花取瓣，洗净，与绿茶一起研为细末，盛入茶包内，置于茶壶中，冲入沸水，闷泡15分钟后即可饮用。

用法

每日1剂，代茶频饮。

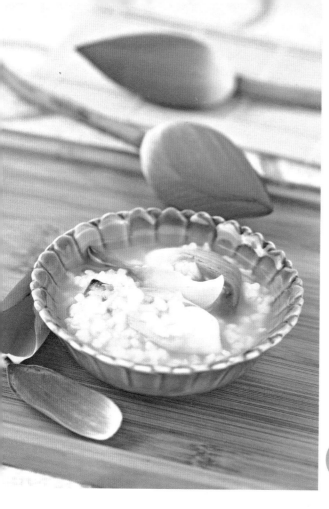

主食

莲花粥

材料

莲花苞2个，粳米100克。

调料

白糖适量。

做法

1 将含苞待放的莲花瓣掰下，洗净备用。
2 粳米淘洗干净，放入锅中加水煮粥，待粥将成时，放入莲花瓣和白糖，稍煮即成。

用法

每日早、晚温热食用。

专家箴言

此粥可消暑安神、凉血清心，常用于暑热心烦、疮毒肿痛及呕血等出血证。

宜忌

✓ 适合暑热心烦不眠、气闷、汗出不畅、梦遗、盗汗、醉酒头昏者。

✓ 疮疹湿疮、热毒肿痛、跌打损伤、呕血者宜食用。

✓ 夏季食用尤佳。

✗ 脾胃虚寒者及孕妇不宜。

凉血清心药

丹参

别名 红根、大红袍、血参根、血山根、红丹参、紫丹参。

性味 味苦，性微寒。

归经 归心、肝经。

专家藏言

丹参有活血调经、祛瘀止痛、凉血消痈、除烦安神的功效，常用于热病邪入心营所致的烦躁失眠、心悸神昏等，对缓解冠心病、心绞痛等均有良效。

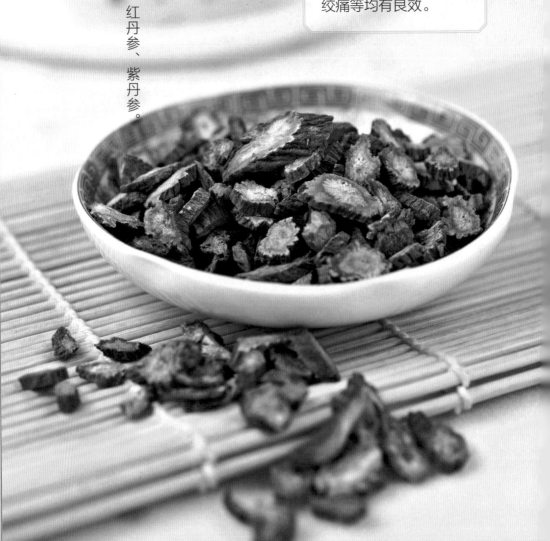

古籍说法

《滇南本草》："补心定志，安神宁心。治健忘怔忡，惊悸不寐。"
《日华子本草》："养血定志，通利关节，治冷热劳，骨节烦痛，四肢不遂；排脓止痛，生肌长肉；破宿血，补新生血；安生胎，落死胎；止血崩带下，调妇人经脉不匀，血邪心烦。"

药材选料

本品为唇形科植物丹参的根。以条粗、内紫黑色、有菊花状白点者为佳。可生用或酒炙用，清热凉血宜生用，活血化瘀宜酒炙用，可根据需要选择。

 丹参

 酒丹参

常用搭配

用于清热凉血、除烦安神时，丹参常与桃仁、红花、生地黄、玄参、竹叶、酸枣仁、柏子仁等同用。

用法用量

可煎汤、泡茶、泡酒、煮粥或入丸、散。煎服用量在5～15克。

人群宜忌

适宜人群	不宜人群
✓热病邪入心营所致的烦躁失眠、神昏、心悸者 ✓血脉瘀阻所致的胸痹心痛、冠心病心绞痛、脑梗死、脘腹疼痛、风湿痹痛者 ✓血热瘀滞所致的月经不调、闭经、痛经、产后瘀滞腹痛者	✗无瘀血者及孕妇慎用

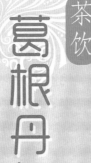

茶饮

葛根丹参茶

专家箴言

丹参活血化瘀、凉血消痈，葛根解肌退热、生津透疹，茯苓宁心化痰，甘草清热解毒。合用可起到宁心安神、凉血生津、散瘀化痰的功效，常用于心胸烦热、疮疡肿痛等。

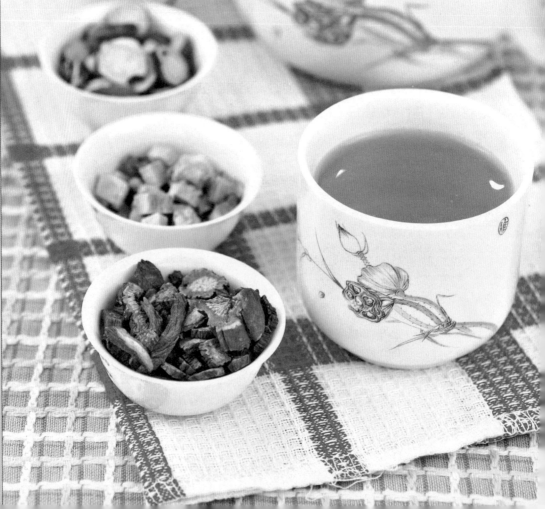

材料

丹参、葛根各10克，茯苓、甘草各6克。

调料

冰糖适量。

葛根

茯苓

甘草

葛根有解肌退热、透疹、生津止渴、升阳止泻的功效，常用于高血压病颈项强痛、热病口渴等。

茯苓有利水消肿、渗湿、健脾、宁心的功效，善治心悸、失眠、水肿、痰饮、脾虚泄泻等症。

甘草可补脾益气，祛痰止咳，缓急止痛，清热解毒，常用于心气不足、心悸、热毒疮疡、咽喉肿痛、咳喘等症。

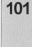

做法

1 将丹参、葛根、茯苓、甘草一起研为粗末，盛入茶包中。

2 茶包置于茶壶中，放入冰糖，用沸水泡，盖闷20分钟后即可饮用。

用法

每日1剂，可多次冲泡，代茶频饮。

宜忌

✓ 适合烦热失眠、烦渴口干、神昏心悸、胸闷绞痛者，也可用于冠心病偶发心绞痛、脑动脉梗塞者的日常调养。

✓ 有血瘀、水肿、疮疡肿痛者宜饮用。

✓ 四季皆宜饮用。

✗ 无瘀血者及孕妇慎用。

丹参绿茶

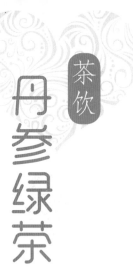

102

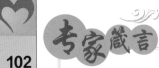

专家箴言

此茶有活血化瘀、清心化痰、凉血消痈、除烦安神的功效，可用于热邪入心所致的烦躁失眠等。

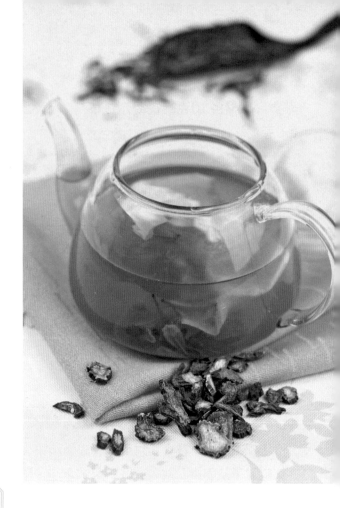

宜忌

✓ 适合热邪入心所致的烦躁失眠、神昏、心悸者。

✓ 有胸痹、心绞痛症状者。

✓ 血热瘀滞所致月经不调者。

✓ 四季皆宜饮用。

✗ 无瘀血者及孕妇慎服。

材料

丹参10克，绿茶3克。

做法

将丹参研成粗末，装入茶包内，与绿茶一起放入茶壶中，冲入沸水，盖闷10分钟后倒出饮用。

用法

每日1剂，代茶频饮。

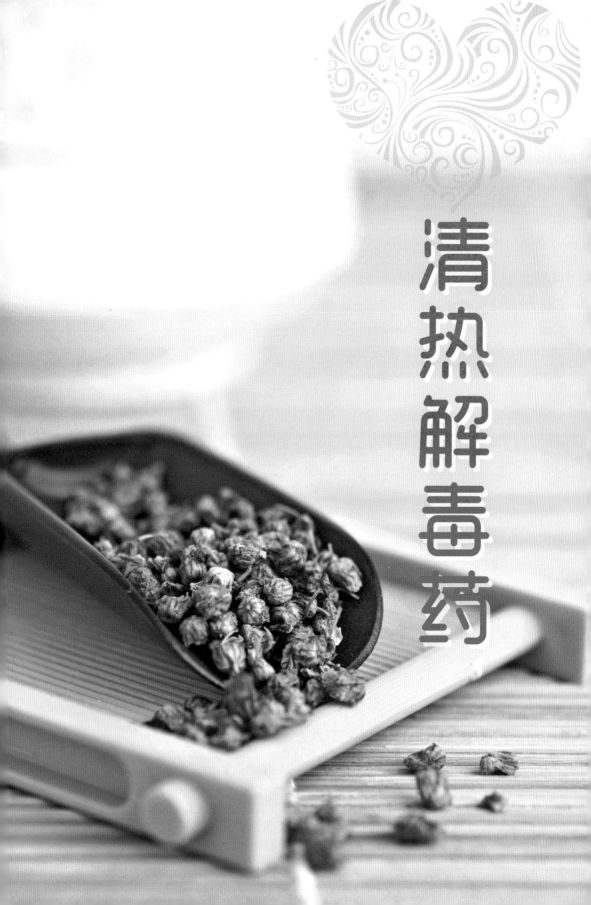

清热解毒药

清热解毒药

绿豆

别名 青小豆。

性味 味甘，性寒。

归经 归心、胃经。

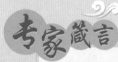

专家藏言

绿豆有清热解毒、消暑、利水的功效，常用于湿热毒火所致的各类疮痈肿痛等，也是暑热季节心火盛时的最佳祛暑食物，对缓解暑热烦渴特别有效。

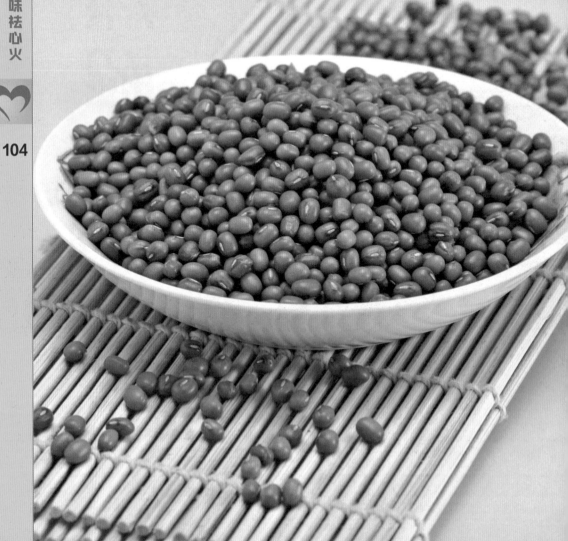

古籍说法

《开宝本草》：“主丹毒烦热，风疹，热气奔豚，生研绞汁服。亦煮食，消肿下气，压热解毒。”

《本草求真》：“凡一切痈肿等症，无不用此奏效。”

药材选料

本品为豆科植物绿豆的干燥种子，是一种常见的药食两用材料，日常可作为主食食用，以粒大、饱满、色绿者为佳。绿豆用途广泛，除了食用，还可以打成粉，内服、外用都很方便。

优质绿豆

绿豆粉

劣质绿豆干瘪、色杂、大小不一

常用搭配

绿豆单用有效，也常与赤小豆、黑豆、甘草、西瓜皮、荷叶等合用，外用则常搭配薄荷和蜂蜜。

用法用量

可煎汁、煮汤粥、磨粉做成主食或入丸、散，煎服用量在15~30克。也可打粉外用涂敷痈肿处，消热肿效果好。

人群宜忌

适宜人群	不宜人群
✓ 心胃火盛、心情烦躁、暑热烦渴、小便短赤、水肿者 ✓ 湿热毒火所致的口疮、痤疮、皮疹、脓疮、风疹及各类皮肤炎症、痈肿疮毒者	✗ 脾胃虚寒、肠滑泄泻或腹胀者不宜

绿豆清火解毒茶

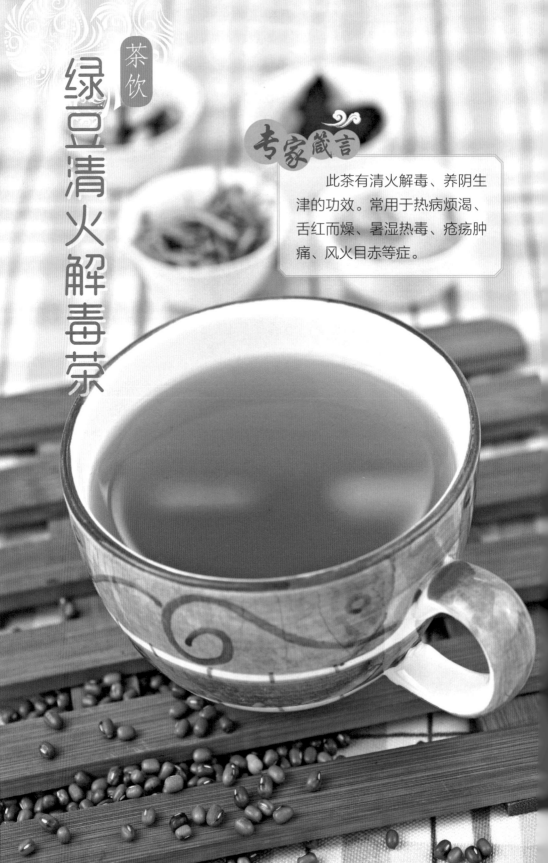

专家箴言

此茶有清火解毒、养阴生津的功效。常用于热病烦渴、舌红而燥、暑湿热毒、疮疡肿痛、风火目赤等症。

材料

绿豆 50 克，芦根 15 克，生地黄 10 克，金银花、甘草各 5 克。

调料

白糖适量。

做法

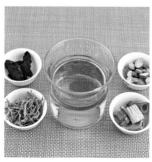

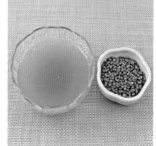

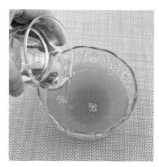

1 芦根、金银花、生地黄、甘草一起煎煮，滤渣取汤汁。

2 将绿豆加水煮30分钟，至豆皮开裂，过滤取绿豆汤。

3 将药材汤汁兑入绿豆汤中，加白糖搅匀即可饮用。

用法

每日1剂，分2~3次饮用。

宜忌

✓ 适合暑热湿毒或内热化火所致的口干烦渴、口腔溃疡、舌红咽肿、风火目赤、发热头痛、疮疡癣疹、痈肿疼痛、小便短赤、尿路感染者饮用。

✓ 夏季饮用尤佳。

✗ 脾胃虚寒、肠滑泄泻者不宜。

绿豆粥

主食

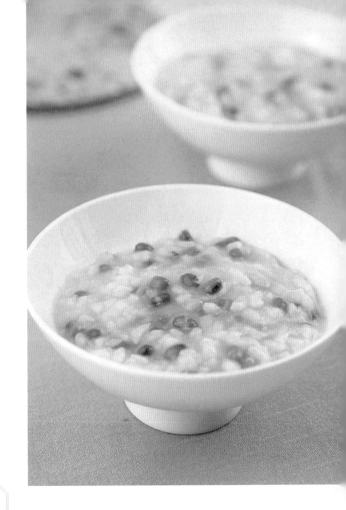

专家箴言

此粥可清热解毒，生津止渴，利尿除湿，常用于湿热毒火、外感热病、津伤口渴等。

宜忌

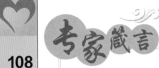

✓ 适合暑湿热毒所致的中暑、胸闷头痛、津干口渴、心情烦躁、皮疹疮癣、痈肿热痛、目赤尿黄者。

✓ 夏季饮用尤佳。

✗ 脾胃虚寒、泄泻者不宜。

材料

绿豆30克，粳米100克。

做法

先将绿豆煮至皮裂开，再倒入粳米共煮30分钟，至粥稠即成。

用法

每日早、晚温热食用。

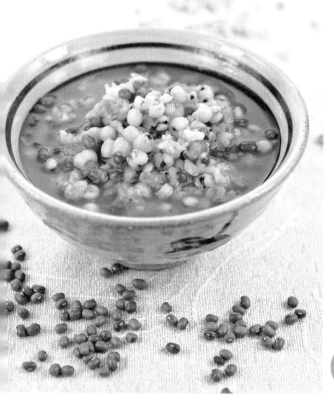

绿豆苡仁粥

材料

绿豆30克，薏苡仁15克，粳米100克。

做法

锅中倒水烧开，先将绿豆和薏苡仁下锅，煮至绿豆皮裂开，再倒入粳米共煮30分钟，至粥稠即成。

用法

每日早、晚温热食用。

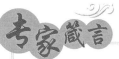

专家箴言

此粥可清热利湿，解毒排脓，常用于热毒壅盛所致的疮疡肿痛、小便不利等。

宜忌

✓ 适合热毒壅盛所致的痤疮、湿疹、疖痈脓肿等皮肤炎症者。

✓ 暑热头痛、目赤、口疮、小便短赤、水肿者宜食。

✓ 夏季食用尤佳。

✗ 脾胃虚寒泄泻者不宜。

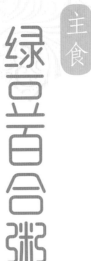

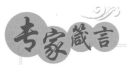

绿豆百合粥

主食

材料

绿豆、百合各20克，粳米100克。

做法

1 将绿豆淘洗干净，置于煮锅中，倒入适量水，中火煮30分钟至豆皮开裂。

2 将粳米、百合洗净，放入锅中，继续煮30分钟至粥成。

用法

每日早、晚温热食用。

专家箴言

此粥可解热毒，清心火，安心神，常用于毒火疮疡肿痛、心烦失眠等。

宜忌

✓ 适合热毒壅盛或心火旺引起的痤疮、口疮、痈肿疮疡者。

✓ 暑热心烦、失眠、心神不宁、中暑者宜食。

✓ 夏季食用尤佳。

✗ 脾胃虚寒、腹泻、便溏者不宜。

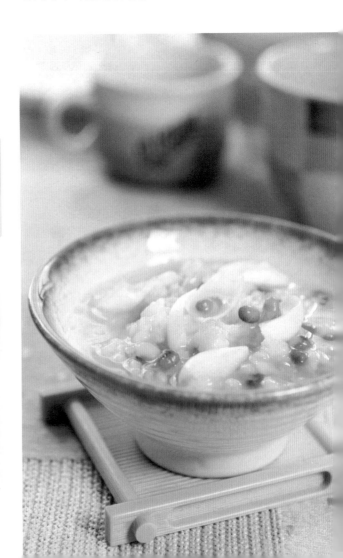

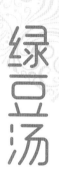

汤羹 绿豆汤

材料

绿豆50克，冰糖适量。

做法

将绿豆淘洗干净，放入锅中，加适量水，大火煮开，放入冰糖，改小火煮10分钟即成。

用法

不拘时温凉饮用，只喝汤。

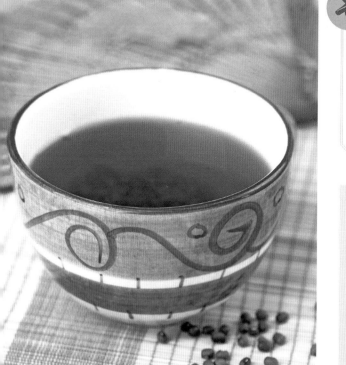

专家箴言

绿豆汤可清热解毒、消暑解渴、祛除疮疹、化解油腻，是暑热季节祛火解毒的理想汤饮。

宜忌

✓ 适合暑热烦渴、心情烦躁、目赤肿痛、小便短赤、水肿者。
✓ 适合有痤疮、疖肿、湿疹、痱子、皮炎等皮肤病患者。
✓ 暑湿闷热季节最宜饮用。

✗ 脾胃虚寒泄泻者不宜。

野菊花

别名 野菊、野黄菊花、苦薏、路边菊、山菊花。

性味 味苦、辛，性微寒。

归经 归肝、心经。

专家箴言

　　野菊花是一味苦寒的清热解毒药，最擅长清热泻火、解毒消痛、消肿止痛，多用于痈疽疔疖、口疮、咽喉肿痛、目赤肿痛、头痛眩晕等，尤其对心肝火旺所致的口腔溃疡有特效。

古籍说法

《本草求真》："为外科痈肿药也。其味辛而且苦，大能散火散气。故凡痈毒疔肿瘰，眼目热痛，妇人瘀血等症，无不得此则治，以辛能散气，苦能散火者是也。"

药材选料

本品为菊科植物野菊的干燥头状花序。以完整、色黄、气香者为佳。野菊花与菊花为同科植物，均有清热解毒的功效，但野菊花个小，更为苦寒，多用于解毒消痈，善治疮痈疔毒肿痛，而菊花个大，较甘甜，多用于清热疏风、除上焦头目风热。用于清心火、解热毒时，还是野菊花更为有效。

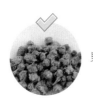
野菊花

普通菊花

常用搭配

野菊花单用即有效，用于清热解毒时，也常与金银花、菊花、蒲公英等合用。野菊花味极苦，内服时最好加适量蜂蜜。

用法用量

可泡茶、煎汁或入丸、散。煎服用量在10～15克，鲜品可用至30~60克。外用可煎汤漱口、外洗或制膏外涂。

人群宜忌

适宜人群	不宜人群
✓ 心肝火旺所致的咽喉肿痛、口腔溃疡、风火牙痛、目赤肿痛、头痛眩晕、风热感冒、高血压者	✗ 野菊花为苦寒药，脾胃虚寒、腹泻者不宜
✓ 热毒蕴结所致疔疖丹毒、痈肿疮疡、湿疹、风疹痒痛者及各类皮肤炎症、过敏者	✗ 孕妇慎用

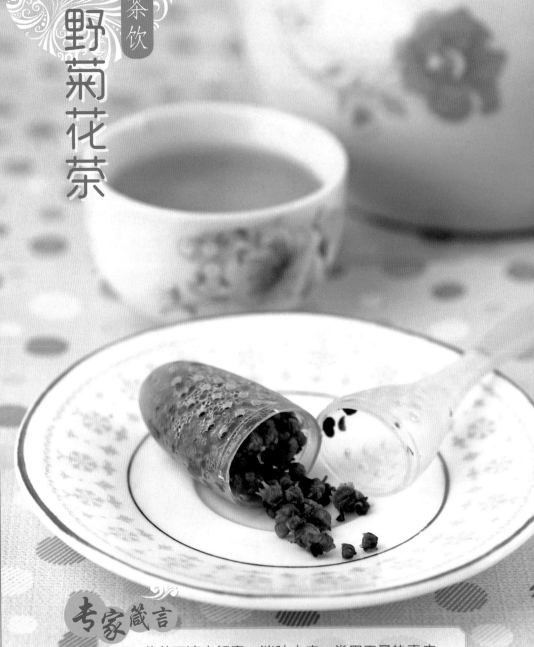

野菊花茶

专家箴言

　　此茶可清火解毒、消肿止痛。常用于暑热毒疖、皮肤湿疮溃烂、口腔溃疡、牙龈肿痛、目赤红肿、咽喉肿痛等一切恶疮痈肿，也有降压、降脂、通便的作用。内服、外用相配合，解毒效果更好。

材料

野菊花15克，蜂蜜适量。

做法

1 将野菊花放入茶漏，置于茶壶中，冲入沸水，加盖闷泡15分钟。

2 倒入杯中，待温凉后调入蜂蜜，拌匀饮用。

3 另取野菊花水，外用。

用法

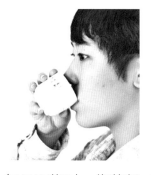 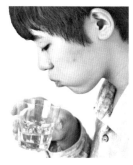 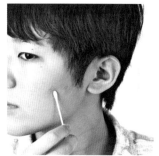

1 每日不拘时，代茶频饮。

2 口腔溃疡者可作漱口水，每日含漱1~2次。

3 痈疖毒疮者可外涂于患处，每日3~4次。

宜忌

✓ 对口腔溃疡反复发作、牙龈肿痛者，内服加含漱有效。

✓ 暑热毒疖、皮肤湿疮溃烂、痤疮、痱疹者，内服加外涂有效。

✓ 目赤红肿、咽喉肿痛者内服有效。

✓ 夏季饮用尤佳。

✗ 脾胃虚寒、肠滑泄泻者不宜。

茶饮

野菊蒲公英茶

野菊花6克，蒲公英、生甘草各3克。

做法

将所有材料装入茶包，置于茶壶中，以沸水冲泡，加盖闷泡15分钟后倒出饮用。

用法

每日1剂，代茶频饮。也可外敷于患处。

专家箴言

此茶清热解毒、消痈抑菌，对各类疮疡、痈肿等热毒证均有疗效，且内服、外用皆宜。

宜忌

✓ 适合毒火壅盛所致的疔肿、痤疮以及眼、口、耳、鼻、喉等诸炎症者。

✓ 热性便秘、暑热心烦者宜饮用。

✓ 夏季饮用效果尤佳。

✗ 脾胃虚寒泄泻者不宜。

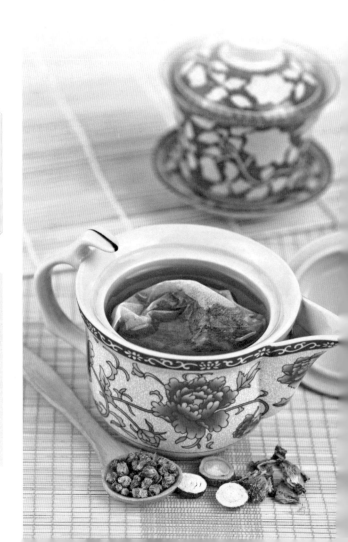

材料

野菊花5克，菠菜100克。

调料

白糖、盐、鸡精、香油各适量。

做法

1 先将菠菜择洗干净，切段，焯烫。
2 野菊花放入锅中，加适量水煮15分钟，滤渣留汤，放入菠菜，略煮后加入所有调料调味即成。

用法

随餐食用。

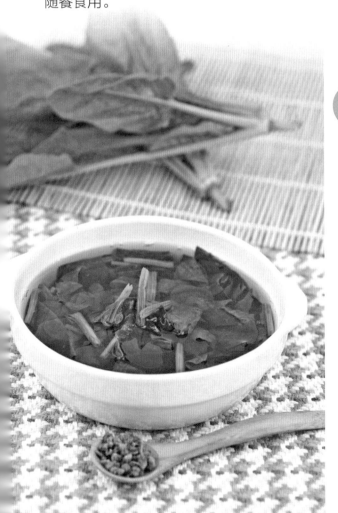

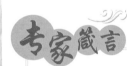

专家箴言

　　此汤可清热毒、消肿痛、通肠道，尤其对目赤肿痛、结膜炎等有食疗效果。

宜忌

✔ 适合毒火内盛所致的各类痈肿疮毒及热结便秘者，尤其适合目赤红肿者。
✔ 夏季食用尤佳。

✖ 脾胃虚寒泄泻者不宜。

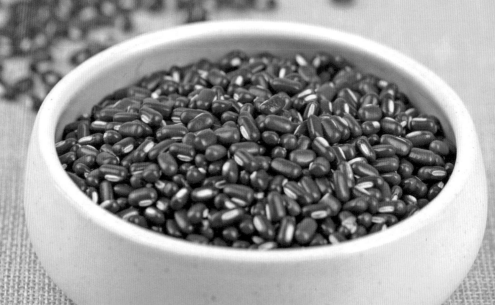

清热解毒药

赤小豆

别名 赤豆、红小豆、红豆、朱赤豆。

性味 味甘、酸，性平。

归经 归心、小肠经。

专家箴言

　　赤小豆有利水消肿、解毒排脓的功效。常用于暑热心烦、水肿胀满、脚气肢肿、黄疸尿赤、风湿热痹、痈肿疮毒、肠痈腹痛等。

古籍说法

《神农本草经》："主下水，排痈肿脓血。"

《本草备要》："性下行，通小肠，利小便，行水散血，消肿排脓，清热解毒。"

药材选料

本品为豆科植物赤小豆或赤豆的干燥成熟种子。一般超市作为粗粮出售的叫红豆（或赤饭豆），其颗粒稍大，鲜红色，药效较弱。而药效较好的赤小豆应颗粒紧小而饱满、颜色赤红发暗。赤小豆粉是制作面点和外用时的方便选择。

赤小豆

赤小豆粉

红豆（赤饭豆）

常用搭配

赤小豆可单用，也常与茯苓、薏苡仁、冬葵子、绿豆、黑豆等药材合用，以增强清热消肿的作用。

用法用量

可作为主食煮粥、饭，制作糕点，或入散剂。煎汤用量在15～50克。外用常磨成粉，外敷于患处。

人群宜忌

适宜人群	不宜人群
✓ 湿热毒火内盛所致的疮疖化脓、肿痛及湿疹瘙痒、脚气者等各类痈疽疮毒者 ✓ 水肿胀满（下肢水肿更宜）、黄疸、小便不利及便秘者 ✓ 暑热心烦、脾胃不健者	✗ 赤小豆善逐津液，久食令人津枯变瘦，故津亏干瘦者不宜多食

主食 赤小豆粥

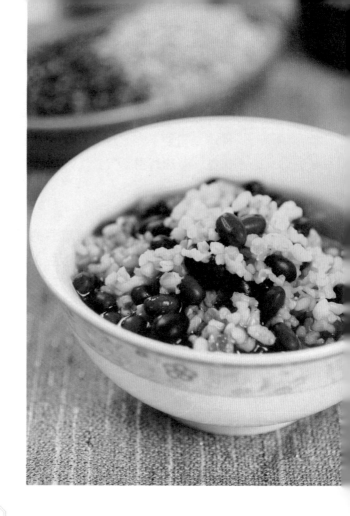

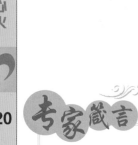

专家箴言

　　此粥可清热解毒，消肿利水，对脚气、水肿、小便短涩、大便不通皆有疗效。

宜忌

✓ 适合湿热内蕴所致的脚气、胀满水肿、小便短赤涩痛、便秘者食用。

✓ 夏季食用尤佳。

✗ 津亏干瘦者不宜。

材料

赤小豆30克，粳米100克。

做法

先将赤小豆煮至皮裂开，再倒入粳米共煮30分钟，至粥稠即成。

用法

每日早、晚温热食用。

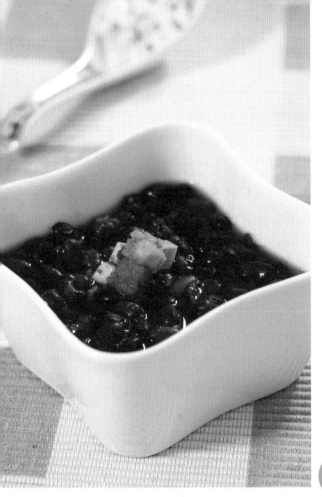

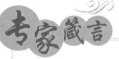

赤豆茯苓粥

主食

专家箴言

赤小豆消肿解毒，茯苓利水渗湿。常食此粥可化解湿热毒火，除水肿，消脓疮，安心神。

材料

赤小豆70克，茯苓20克。

做法

将赤小豆、茯苓分别洗净，放入锅中，加适量水煮沸，改小火煮1~2小时，至赤小豆熟烂即可。

用法

每日早、晚温热食用。

宜忌

✓ 适合湿热毒火内盛所致的心烦不眠、疮疖脓肿、大小便不通、湿疹瘙痒、脚气、水肿者多食。

✓ 夏季食用尤佳。

✗ 津亏干瘦者不宜多食。

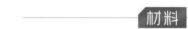

主食

赤小豆茅根粥

材料

赤小豆30克，白茅根10克，粳米100克。

做法

1 将白茅根洗净，放入锅中，加水煎煮30分钟，滤渣留汤。
2 倒入赤小豆煮至豆皮开裂，放入粳米续煮至粥成即可。

用法

每日早、晚温热食用。

专家箴言

此粥可清热解毒，凉血止血，利尿消肿，可用于水肿、痈肿、小便不利及出血证。

宜忌

✓ 适合热毒、湿毒等所致的水肿、痈肿、出血、泌尿系感染者。

✓ 夏季食用尤佳。

✗ 脾胃虚寒、尿频、尿多者不宜。

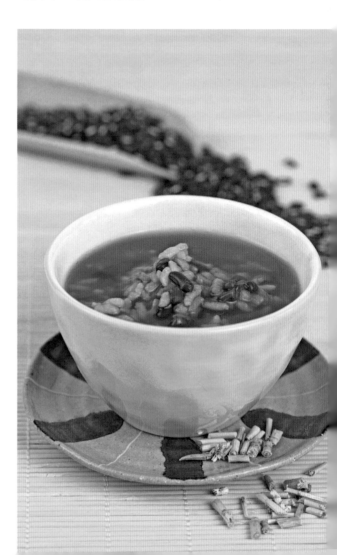

苡仁赤豆粥

材料

赤小豆30克，薏苡仁15克。

调料

白糖适量。

做法

将赤小豆、薏苡仁放入锅中，加适量水煮沸，改小火煮1小时，至赤小豆熟烂，放入白糖调匀即可。

用法

每日早、晚温热食用。

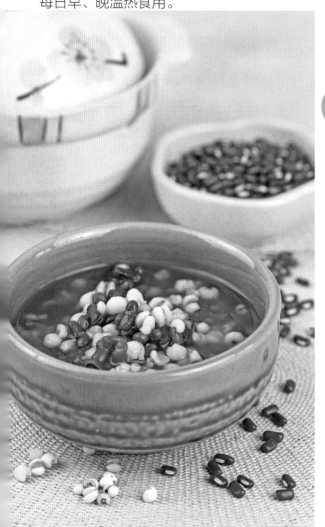

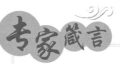

专家箴言

薏苡仁可利水消肿，渗湿健脾，清热排脓，搭配赤小豆，可增强清热解毒的效果。

宜忌

☑ 适合湿热壅盛所致的水肿、小便不利、脚气、肠痈、脓肿者。

☑ 夏季食用尤佳。

✖ 脾胃虚寒、津亏干瘦、尿频、尿多者不宜。

123

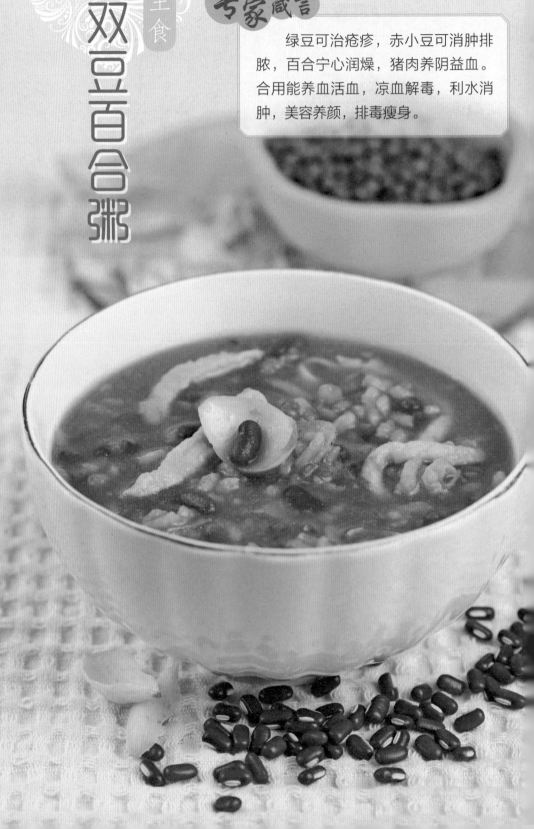

双豆百合粥

主食

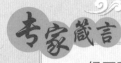

专家箴言

绿豆可治疮疹，赤小豆可消肿排脓，百合宁心润燥，猪肉养阴益血。合用能养血活血，凉血解毒，利水消肿，美容养颜，排毒瘦身。

材料

赤小豆、绿豆、百合各30克，粳米、猪瘦肉各100克。

调料

料酒、淀粉各10克，盐、味精、葱丝适量。

做法

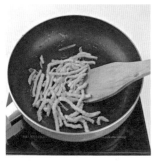 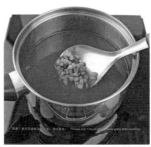 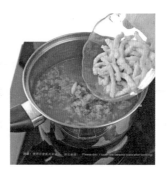

1 猪肉切成细丝，用料酒、淀粉上浆，上火煸炒，加葱丝炒熟后盛出备用。

2 赤小豆、绿豆一起放入锅中，加水煮至豆皮开裂。

3 放入粳米和百合续煮成粥后，加入猪肉丝、盐和鸡精，再煮沸即可。

用法

每日早、晚温热食用。

宜忌

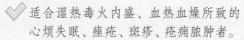

✓ 适合湿热毒火内盛、血热血燥所致的心烦失眠、痤疮、斑疹、疮痈脓肿者。

✓ 水肿、小便不利、大便秘结、虚胖浮肿者以及有脚气、黄疸者也宜多吃。

✓ 夏季食用，清热化湿效果尤佳。

✗ 脾胃虚寒泄泻、尿频者不宜。

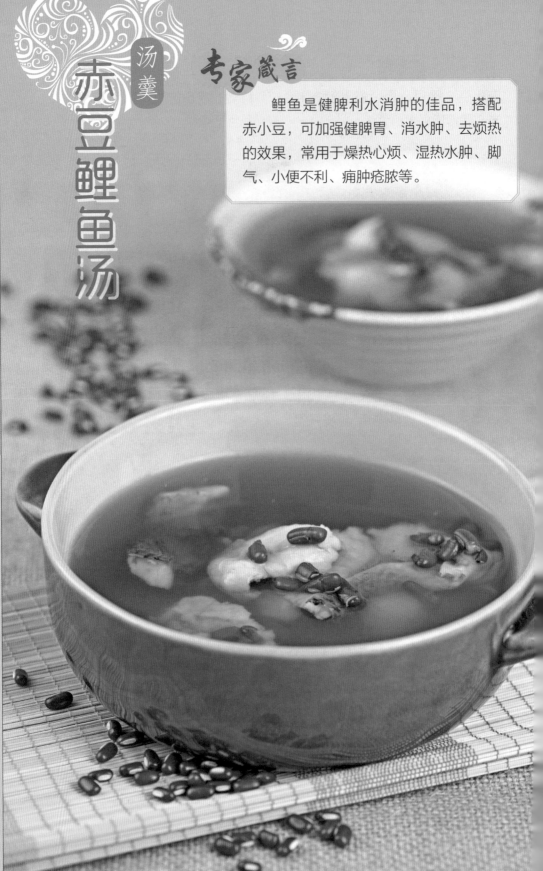

赤豆鲤鱼汤

专家箴言

鲤鱼是健脾利水消肿的佳品，搭配赤小豆，可加强健脾胃、消水肿、去烦热的效果，常用于燥热心烦、湿热水肿、脚气、小便不利、痈肿疮脓等。

净鲤鱼250克，赤小豆50克。

料酒、淀粉各15克，盐少许。

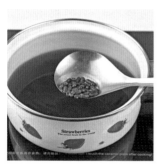 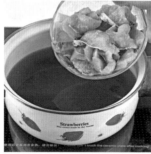 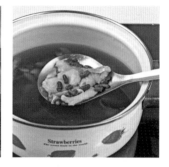

1 将赤小豆淘洗干净，倒入锅中，加适量水煮沸，改小火煮1小时，至豆皮裂开。

2 将净鲤鱼肉切片，加盐、料酒和淀粉抓匀，倒入锅中滑散，煮沸后撇去浮沫。

3 继续煮5分钟，至鱼片煮熟即可。

随餐食用，吃鱼肉和赤小豆，喝汤。

✓ 适合湿热所致体热心烦、身肿、腹部大、虚胖浮肿、脾胃虚弱、食欲不振、大便秘结、小便不利及有脚气、黄疸、痈肿疮脓者食用。

✓ 夏季食用效果尤佳。

✗ 尿频、尿多者不宜多吃。

清热解毒药

金银花

别名 银花、忍冬花、双花、二花、山金银花。

性味 味甘，性寒。

归经 归肺、心、胃经。

专家箴言

金银花可清热解毒，散痈消肿，是治一切内痈、外痈的要药。常用于毒火炽盛所致的红肿热痛、疮痈肿毒等。尤其善清心、胃的热毒，可用于热入营血、舌绛神昏、心烦失眠及暑热烦渴等。

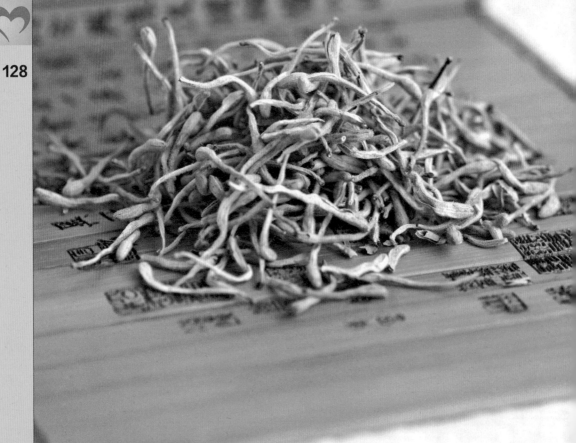

古籍说法

《本草纲目》："治……一切风湿气及诸肿毒。"
《本草备要》："治痈疽疥癣，杨梅恶疮。"
《滇南本草》："清热，解诸疮，痈疽发背，无名肿毒、丹瘤、瘰。"

药材选料

本品为忍冬科植物忍冬的干燥花蕾或带初开的花。清热解毒多生用，以花蕾大、含苞待放、色黄白、滋润丰满、香气浓者为佳。如开花过多、颜色不佳、气味不正、发霉生虫、茎叶等杂质过多者为劣质品。

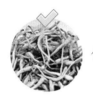
优质金银花

劣质金银花

常用搭配

可单用内服或外敷，也常与菊花、野菊花、薄荷、蒲公英、紫花地丁、连翘、生地黄等煎汤内服。

用法用量

可泡茶、煎汤或入丸、散。煎服用量在6～15克。外用多煎汁，清洗患处。

人群宜忌

适宜人群	不宜人群
✓ 湿热毒火内蕴所致的痈疮初起、疖肿疼痛、疥癣、湿疹、风疹、麻疹、痱子、皮炎过敏者 ✓ 暑热烦渴、热入营血、舌绛神昏、心烦少寐者 ✓ 外感风热、温病初起、身热头痛、咽痛口渴及热毒血痢者	✗ 脾胃虚寒及气虚疮疡脓清者忌服

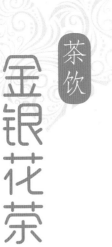

金银花茶

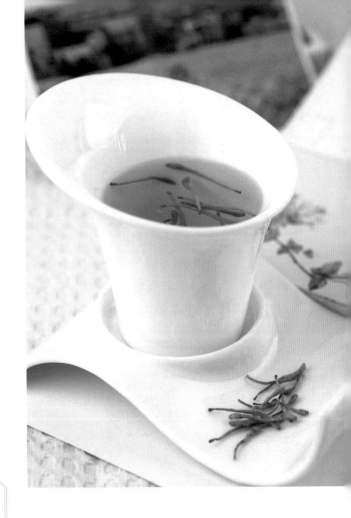

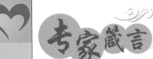

专家箴言

此茶能清热解毒、消肿止痛，是除疮疹、抗过敏、消炎症的良方。

宜忌

✓ 适合湿热毒火所致的痤疮、疖肿、痱子、湿疹、过敏皮炎者。

✓ 有目赤肿痛、咽喉肿痛、口疮者。

✓ 春、夏季饮用尤佳。

✗ 脾胃虚寒及气虚疮疡脓清者不宜饮用。

材料

金银花10克。

调料

冰糖适量。

做法

将金银花、冰糖放入茶壶中，用沸水冲泡，加盖闷15分钟后倒出饮用。

用法

每日1剂，代茶频饮。

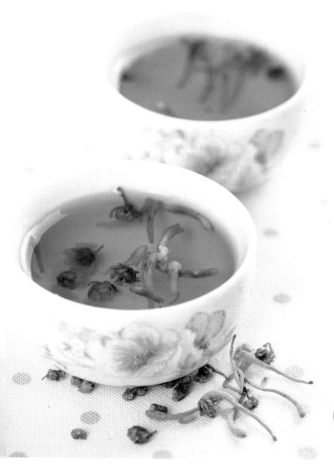

茶饮

金银野菊茶

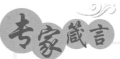

此茶清热解毒、散痈消肿的作用较强，对各类红肿热痛、疮痈肿毒、上火发炎等症均有疗效。

材料

金银花、野菊花各6克。

调料

冰糖适量。

做法

将金银花、野菊花和冰糖放入茶壶中，用沸水冲泡，加盖闷15分钟后倒出饮用。

用法

每日1剂，代茶频饮。

宜忌

✓ 适合心胃热毒壅盛所致的心烦口渴、身热头痛、烦热不眠、口腔溃疡、痤疮
✓ 疔肿、湿疹、痱子、皮肤过敏发炎者。
✓ 春、夏季饮用尤佳。

✗ 脾胃虚寒及气虚疮疡脓清者不宜。

金银花甘草茶

茶饮

材料

金银花5克，甘草8克。

做法

将金银花和甘草放入杯中，冲入沸水，闷泡15分钟后饮用。

用法

每日1剂，代茶频饮。

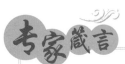

专家箴言

此茶可清热解毒，消肿利咽，消炎止痛，预防皮肤炎症及呼吸道感染。

宜忌

✓ 适合热毒火盛所致的咽喉肿痛、疮疡癣疹、痈肿热痛、过敏发炎、痰火咳嗽者饮用。

✓ 春、夏季饮用尤佳。

✗ 脾胃虚寒者不宜。

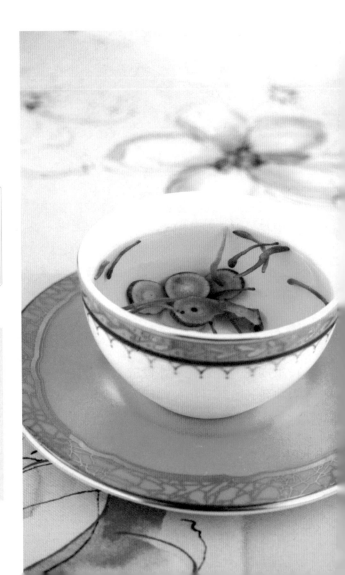

银花蒲公英茶

材料

金银花10克，蒲公英5克。

做法

将金银花、蒲公英装入茶袋中，置于茶壶内，冲入沸水，闷泡15分钟即可饮用。

用法

每日1剂，代茶频饮。

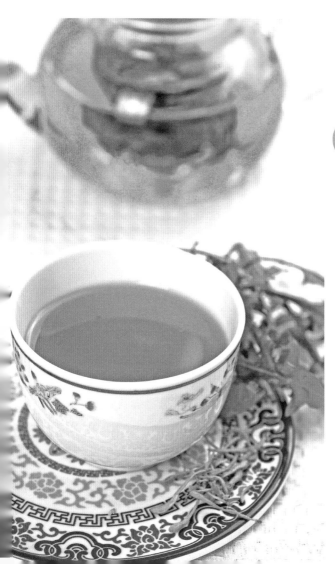

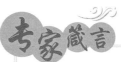

专家箴言

此茶清热解毒、杀菌消炎，可防治湿热毒火引起的各类痈肿疮疡及皮肤炎症。

宜忌

✓ 适合咽喉肿痛、口腔溃疡等各类疮疡肿痛以及皮肤过敏等皮肤炎症者。

✓ 春、夏季饮用效果尤佳。

✗ 虚寒腹泻、便溏及气虚疮疡脓清者不宜饮用。

主食

金银花粥

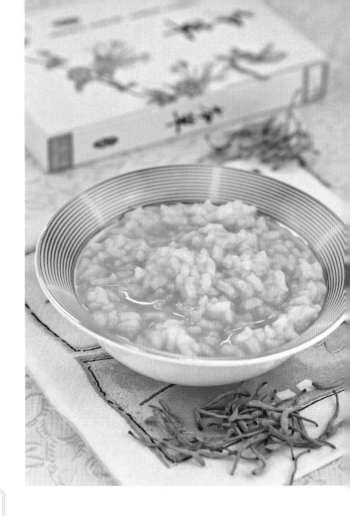

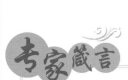
专家箴言

此粥为清热解毒、消肿止痛的佳品，对温病发热、痈疡肿毒、热毒血痢等均有一定的防治作用。

宜忌

✔ 适合热毒蕴结所致的发热、痈肿疮毒、痱疹、热毒血痢者。

✔ 春、夏季食用尤佳。

✖ 脾胃虚寒及气虚疮疡脓清者不宜。

材料

金银花10克，粳米100克。

做法

先将金银花放入锅中，加水煎煮，滤渣留汤，再放入洗净的粳米，补足水分，小火煮成稀粥即可。

用法

每日早、晚温热食用。

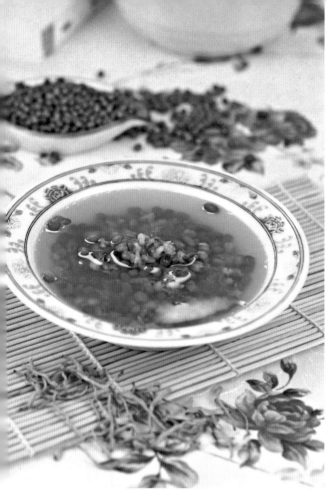

金银绿豆汤

材料

金银花10克，生甘草5克，绿豆50克。

做法

将金银花和甘草装入调料包，与绿豆一起放入锅中，加适量水煎煮，至豆烂时，取出调料包，盛出绿豆汤服用。

用法

每日1~2次，连服3~5日。

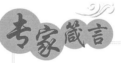

专家箴言

此汤有清热解毒、消除痈肿热痛的作用，痈肿初起时食用效果较好。

宜忌

✓ 适合热毒痈肿疮疡初起者，有暑热心烦、口干咽肿者也宜食用。

✓ 春、夏季食用尤佳。

✗ 脾胃虚寒泄泻者不宜。

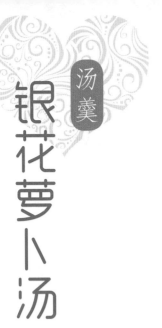

汤羹

银花萝卜汤

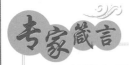
专家箴言

白萝卜通气宽肠，金银花清热解毒，淡竹叶清心除烦。合用可清热解毒，泻火降气，对外感发热、心烦气躁、痈肿疮毒等均有调理作用。

宜忌

✓ 适合外感发热、心烦气躁、咽干口渴、烦热失眠、呕逆、口舌生疮、痈肿热痛者常食。

✓ 四季皆可，春、夏季尤宜。

✗ 气虚及脾胃虚寒、便溏、腹泻者不宜食用。

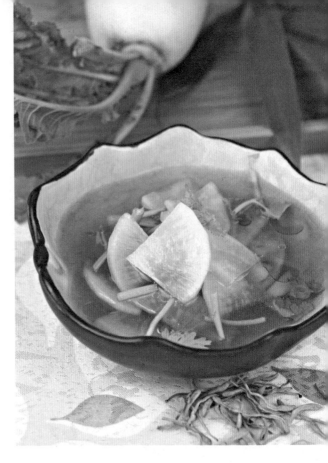

材料

白萝卜200克，金银花10克，淡竹叶3克，香菜段少许。

调料

盐、鸡精、香油各适量。

做法

1 将白萝卜去皮，洗净，切片。

2 金银花、淡竹叶共同煎煮，滤渣留汤。

3 放入白萝卜，煮10分钟，加入调料调味后盛入汤碗，撒上香菜段即可。

用法

每日1剂，可分2次服用。

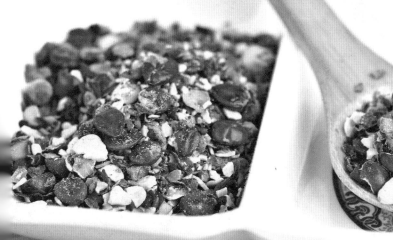

养心宁神药

养心宁神药

莲子

别名 莲肉、莲米、莲实、藕实。

性味 味甘、涩，性平。

归经 归脾、肾、心经。

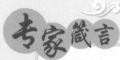

专家箴言

　　莲子有益肾固精、补脾止泻、止带、养心安神的功效。因其入心肾，能养心血、益肾气、交通心肾而有安神的功效，常用于心肾不交所致的虚烦、心悸、失眠等症。

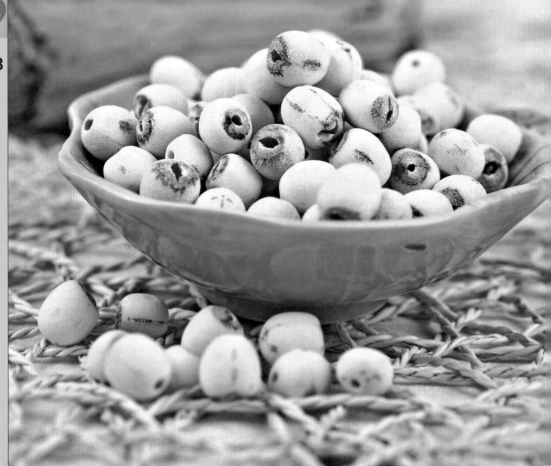

古籍说法

《神农本草经》："主补中，养神，益气力。"

《本草纲目》："交心肾，厚肠胃，固精气，强筋骨，补虚损。"

《日华子本草》："益气，止渴，助心，止痢。"

药材选料

本品为睡莲科植物莲的干燥成熟种子，以个大、饱满、质润、整齐者为佳。莲子心味苦性寒，可清心安神，祛心火，所以心火盛者宜选择带莲子心的莲子，而脾胃虚寒者，应尽量选择去掉莲子心的莲肉。

脾胃虚弱者宜选择去心莲子

有心火者宜选择带心莲子

常用搭配

莲子可单用，用于心悸失眠时，常与酸枣仁、柏子仁、茯神、远志等药材同用。

用法用量

莲子用法极多，可煎汤，煮粥，也可打粉泡饮或入面作主食，或入丸、散。煎服用量在10～15克。

人群宜忌

适宜人群	不宜人群
✔ 心肾不交所致的虚烦、心悸、失眠者 ✔ 脾虚久泻、食欲不振者 ✔ 脾虚带下、遗精、滑精者	✖ 中满腹胀及大便燥结者不宜

莲子甘草茶

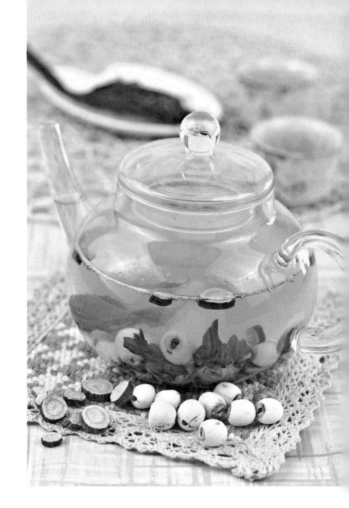

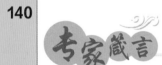

专家箴言

此茶既可清心泄热，又能补益心气不足，对防治心悸、虚烦不眠有效。

宜忌

✓ 适合心神烦乱、神昏、失眠、心悸者常饮。

✓ 四季皆宜饮用。

✗ 中满腹胀及大便燥结者不宜。

材料

莲子15克，甘草3克，绿茶5克。

做法

将所有材料一起放入茶杯内，冲入开水，闷泡15分钟后饮用。

用法

每日1剂，代茶频饮。

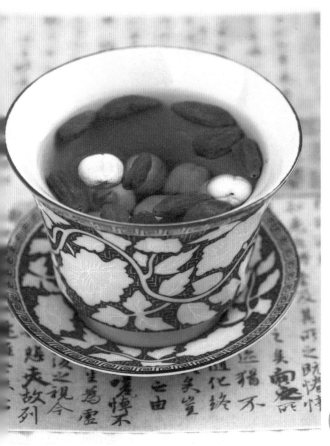

茶饮

莲子枸杞茶

专家箴言

此茶可补益心肾，养阴清热，安神宁心，常用于心肾不交所致的心烦失眠、神疲乏力等。

材料

莲子15克，枸杞子10克。

调料

冰糖适量。

做法

将所有材料放入盖碗中，冲入沸水，闷泡15分钟后饮用。

用法

每日1剂，代茶频饮。

宜忌

✓ 适合气血亏虚、心肾不交所致的虚烦失眠、心悸、神疲乏力者，是中老年宜常饮的保健茶。

✓ 秋、冬季饮用更佳。

✗ 中满腹胀及大便燥结者不宜。

茶饮

莲枣龙眼饮

材料

红枣、莲子各15克，龙眼20克。

做法

红枣去核，与莲子同煮至软烂，晾凉，连同汤汁一起倒入打汁机；龙眼去壳、核，取果肉，也放入打汁机，将三种材料搅打成汁即成。

用法

每日早、晚温热食用。

专家箴言

此饮有补心安神、益气健脾的功效，对心悸失眠者相当有益。

宜忌

✓ 适合心脾亏虚、虚烦失眠、心悸、心肌炎患者及脾虚久泻者饮用。

✓ 秋、冬季饮用更佳。

✗ 大便燥结、外感实邪、痰饮胀满者不宜。

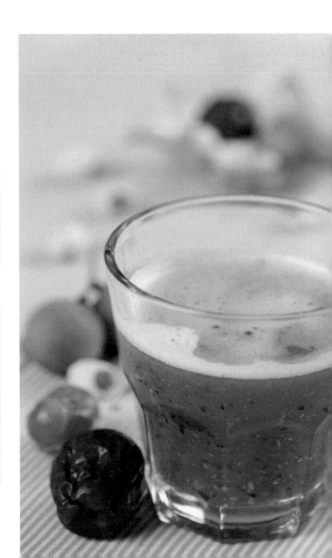

莲子苡仁粥

材料

莲子、薏苡仁各25克，粳米100克。

调料

冰糖适量。

做法

先将莲子、薏苡仁同放锅内，加水煮30分钟，再放入粳米和冰糖，继续煮至粥成。

用法

每日早、晚温热食用。

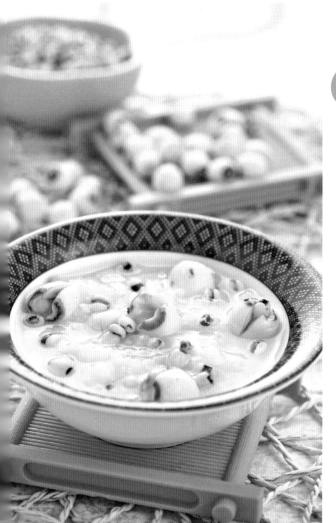

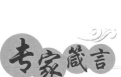

专家箴言

此粥可清热益心，健脾祛湿，对心脾亏虚及心肾不交所致的心悸失眠等有一定的食疗效果。

宜忌

✓ 适合心脾亏虚、心肾不交所致的虚烦失眠、心悸、食欲不振、大便溏泻者。

✓ 尤其适合心、脾、肾三脏虚弱兼有湿热困扰者。

✓ 秋、冬季饮用更佳。

✗ 中满气滞者不宜。

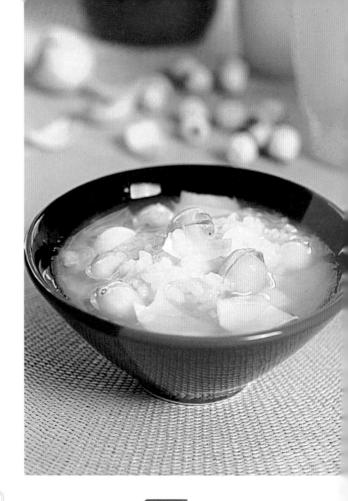

莲子百合粥

主食

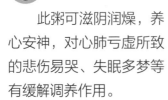

专家箴言

此粥可滋阴润燥，养心安神，对心肺亏虚所致的悲伤易哭、失眠多梦等有缓解调养作用。

宜忌

✔ 适合心肺亏虚所致的悲伤易哭、情绪不稳定、神志恍惚、潮热多汗、失眠多梦、易惊者。
✔ 秋、冬季食用更佳。
✘ 中满气滞者不宜。

材料

莲子、百合各25克，粳米100克。

做法

先将莲子放入锅内，加水煮30分钟，再放入粳米和择洗干净的百合片，继续煮至莲子软烂、粥稠即成。

用法

每日早、晚温热食用。

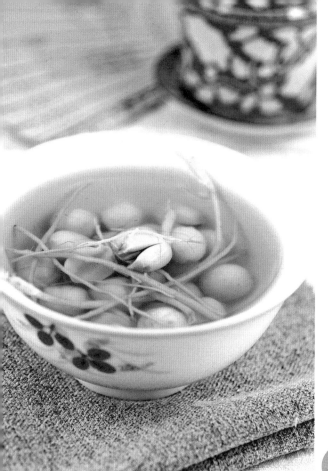

汤羹

人参莲子汤

材料

莲子（带心）20克，人参须10克。

调料

冰糖适量。

做法

将人参须、莲子放入碗内，加适量水泡发，放入冰糖，将碗置蒸锅内，大火蒸1小时即成。

用法

饮汤，吃莲子肉。人参须可连续使用3次，次日再加莲子、冰糖和水，如上法蒸服，第3次可连人参须一并服用。

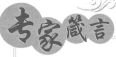

专家箴言

此汤可益气生津，养心安神，常用于神疲乏力、虚烦失眠、心悸、食少便溏等。

宜忌

✓ 适合心肾不交所致的虚烦失眠、心悸、神疲乏力者。

✓ 脾虚久泻、带下清稀者宜饮。

✓ 秋、冬季饮用更佳。

✗ 中满腹胀及大便燥结者不宜。

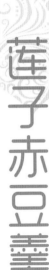

莲子赤豆羹

汤羹

材料

莲子、赤小豆各50克。

调料

白糖适量。

做法

莲子与赤小豆一起放入锅中，加适量水熬煮至熟烂，调入白糖即可。

用法

每日分2~3次，当作点心服食。

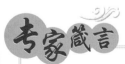专家箴言

莲子养心健脾安神，赤小豆清热解毒，一起食用可健脾清心祛火，安神除烦。

宜忌

✓ 适合虚烦不眠、水肿、泄泻、食欲不振者食用。

✓ 四季皆宜食用。

✗ 气滞胀满者不宜多吃。

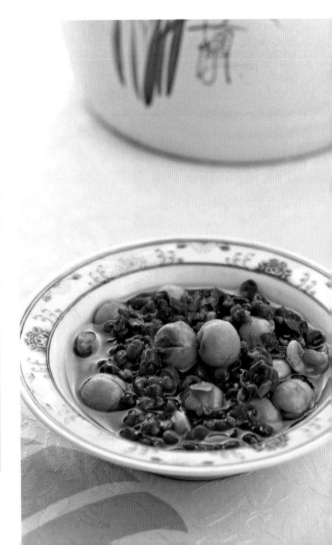

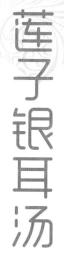

汤羹

莲子银耳汤

材料

莲子、水发银耳各50克。

调料

白糖适量。

做法

将莲子与水发银耳一起放入锅中，加适量水熬煮至莲子软烂、汤汁浓稠，调入白糖即可。

用法

随餐或作加餐点心食用，失眠者宜睡前1小时服食。

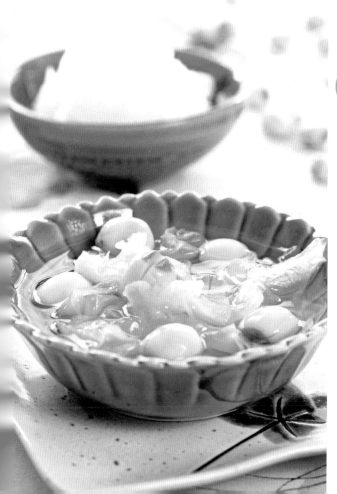

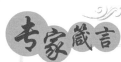 专家箴言

银耳养阴清热，莲子清心安神，合用可起到清虚热、益气血、养心神的作用。

宜忌

✓ 适合阴虚火旺、燥热心烦、失眠、心悸者，更年期女性适合常吃。

✓ 秋、冬季食用更佳。

✗ 中满腹胀、湿重者不宜。

养心宁神药 · 莲子

147

汤羹

莲子莲心猪心汤

专家藏言

　　此汤有清心火、安心神、滋肾阴、固肾精的功效，最宜长期情志不和所致的心肾亏虚及心肾不交者食用，有心烦失眠、心悸怔忡、神经衰弱等症者可将其作为食疗保健品常食。

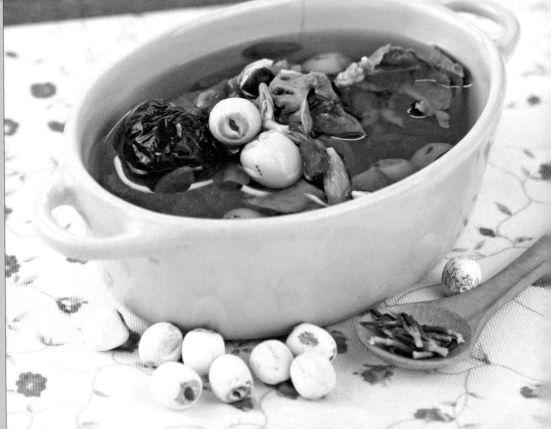

材料

猪心50克，莲子20克，莲子心3克，芡实10克，麦冬、枸杞子各5克，蜜枣2个。

调料

盐、鸡精各适量。

做法

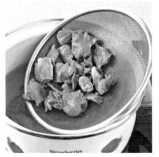 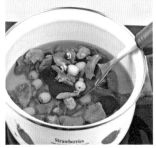 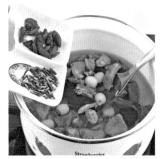

1 将猪心切片，焯水后洗净备用。

2 把莲子、芡实、麦冬、蜜枣一起放入锅中，加适量水，小火煮1小时。

3 放入莲子心和枸杞子，续煮15分钟，加入调料调味即成。

149

用法

随餐食用，晚餐最佳。

宜忌

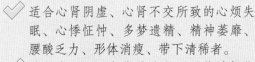

☑ 适合心肾阴虚、心肾不交所致的心烦失眠、心悸怔忡、多梦遗精、精神萎靡、腰酸乏力、形体消瘦、带下清稀者。

☑ 神经衰弱、更年期综合征、甲状腺机能亢进、高血压、脑动脉硬化等患者宜食用。

☑ 秋冬季食用更佳。

✖ 如有以上症状但属于肾阳虚衰者不宜。

养心宁神药

百合

别名 白百合、野百合、喇叭筒、山百合、药百合。

性味 味甘、微苦，性微寒。

归经 归肺、心经。

专家箴言

百合有养阴清心、宁心安神的功效，常用于阴虚内热、虚热上扰所致的失眠、心悸、神志恍惚、情绪不能自主等，是调养心神的良药。

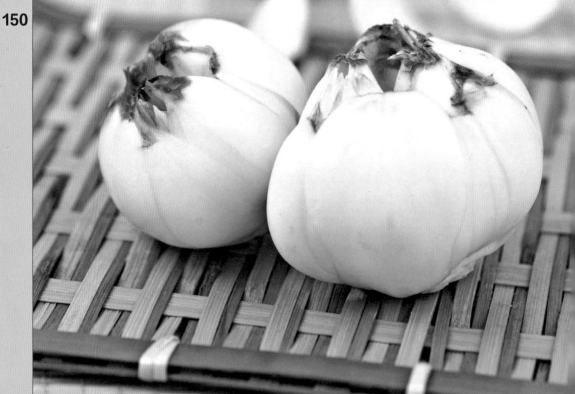

古籍说法

《药性论》："百邪鬼魅，涕泣不止，除心下急满痛，治脚气热咳。"

《日华子本草》："安心，定胆，益志，养五脏。"

药材选料

本品为百合科植物百合或细叶百合的肉质鳞叶。生用或蜜炙用，以瓣匀肉厚、色黄白、质坚、筋少者品质为佳。蜜炙百合更宜用于润肺清肺、止咳祛痰，而用于清心宁神时，生鲜百合及干百合是最佳选择。

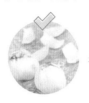

生鲜百合

干百合：购买时要小心经过硫黄熏蒸的劣质品

常用搭配

百合单用即有效，也常与生地黄、麦冬、小麦、柏子仁、合欢皮等同用，以增强清心安神的作用。

用法用量

百合可蒸食，泡茶，煎汤，煮粥或入膏、丸、散。煎服用量在6～12克。

人群宜忌

适宜人群	不宜人群
✅ 虚热上扰所致的失眠、心悸者 ✅ 心肺阴虚内热所致的神志恍惚、情绪不能自主、口苦、小便赤者 ✅ 阴虚肺燥有热所致的阴虚久咳、干咳少痰、痰中带血、咽干音哑者	❌ 风寒痰嗽、中寒便滑者忌服

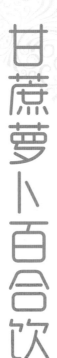

茶饮

甘蔗萝卜百合饮

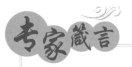

萝卜顺气，甘蔗清热，百合安神，合用可起到清心宁神、退热下气的作用。

宜忌

☑ 适合心胃热盛所致的虚热烦渴、烦躁失眠、心神不安、食少呕逆者。

☑ 四季皆可，夏、秋更宜。

✖ 脾胃虚寒、便溏者不宜。

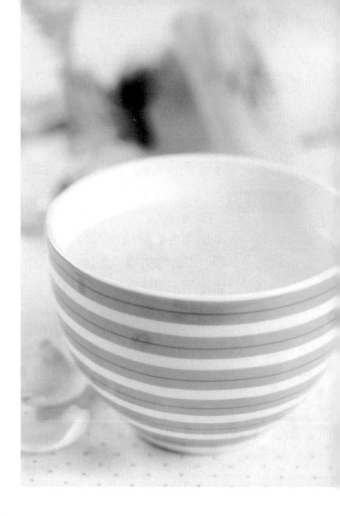

材料

鲜百合30克，甘蔗100克，白萝卜50克。

做法

将甘蔗榨取甘蔗汁，再把鲜百合和去皮的白萝卜一起放入打汁机，加入甘蔗汁和适量水，搅打成汁即可。

用法

每日1剂，可分2~3次饮服。

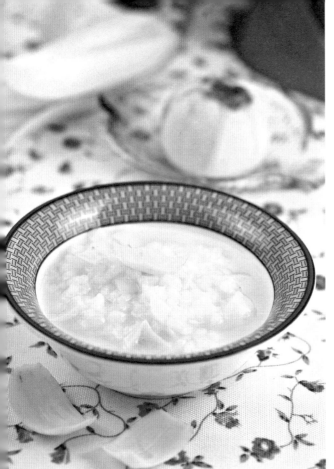

主食

百合糯米粥

专家箴言

此粥可健脾养胃，益气安神，心脾虚弱所致的神经衰弱者最宜常食。

材料

鲜百合30克，糯米100克。

调料

白糖适量。

做法

糯米、百合洗净后放入锅中，加适量水，一起煮成粥，加白糖再煮沸即成。

用法

每日早、晚温热食用。

宜忌

✓ 适合心脾虚弱所致的心悸失眠、烦躁不安、多梦等神经衰弱者，食欲不振、燥热咳嗽者也宜食用。

✓ 秋季食用更佳。

✗ 风寒痰嗽、中寒便滑者不宜。

主食

百合苡仁枣粥

材料

百合、薏苡仁、大枣各30克，粳米100克。

调料

冰糖适量。

做法

先将薏苡仁和大枣放入锅内，加水煮20分钟，再放入粳米、百合和冰糖，继续煮至粥稠即成。

用法

每日早、晚温热食用。

专家箴言

此粥可健脾胃，养肺阴，安心神，对神经衰弱、心烦不眠等有一定的调养作用。

宜忌

✓ 适合心神不宁、精神恍惚、虚烦失眠、神经衰弱者。
✓ 肺的气阴不足或脾胃虚弱、不思饮食者宜食用。
✓ 四季皆宜食用。

✗ 中寒便溏、尿多者不宜。

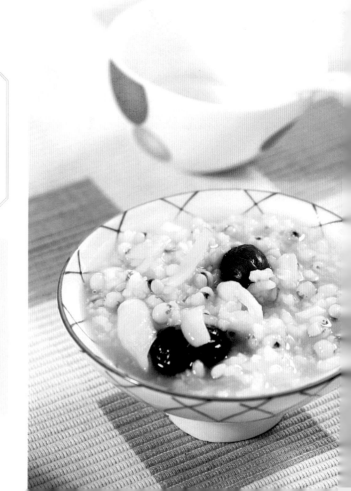

荷塘小炒

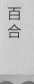

材料

莲藕、荸荠、荷兰豆、水发木耳各70克。

调料

香油、盐、鸡精各适量，葱花少许。

做法

1 莲藕、荸荠去皮，切片；荷兰豆切段，连同木耳一起焯水备用。

2 炒锅上火烧热，下葱花炒香，放入各材料翻炒，加盐、鸡精调味，淋香油即可。

用法

随餐食用。

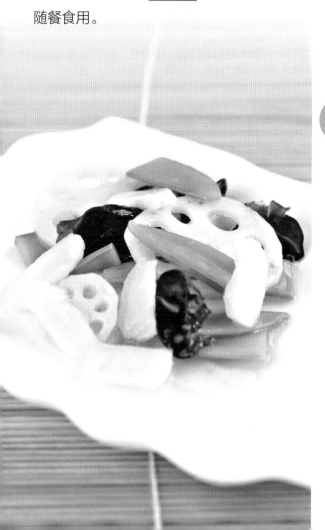

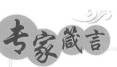

专家箴言

这是一道清暑退热、清心祛火、安神宁心、清肠排毒的佳肴。

宜忌

✓ 适合暑热心烦、虚烦失眠、津干口渴、痈肿疮疡、大便秘结、小便短赤者食用。

✓ 夏、秋季食用更佳。

✗ 中寒便溏者不宜。

菜肴

百合炒鸡心

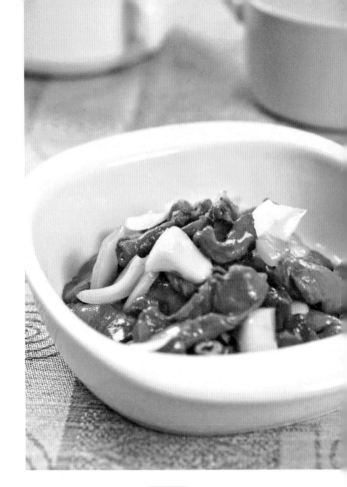

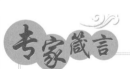

专家箴言

此菜可补虚养血、宁心安神，适用于神经衰弱、失眠、心悸等症。

宜忌

✔ 适合神经衰弱、精神恍惚、情绪不稳定、失眠、心悸者。

✔ 四季皆宜食用。

✖ 风寒痰咳、中寒便溏者不宜。

✖ 高脂血症和高胆固醇者不宜多吃猪心。

材料

鸡心、芹菜各150克，百合30克，葱花少许。

调料

酱油、料酒、淀粉各10克，香油、盐各适量。

做法

1 将西芹切片；百合择成片；鸡心洗净，切片后用酱油、料酒上浆。

2 锅中倒油烧热，煸香葱花，放鸡心炒变色，放百合、西芹略炒，加盐，勾芡，淋香油出锅。

用法

随餐食用。

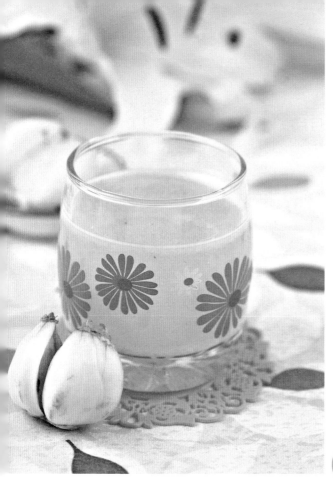

汤羹

糖水百合

材料

鲜百合30克。

调料

白糖适量。

做法

将鲜百合择瓣洗净，放入打汁机中，加适量水，搅打成汁，放入白糖调匀即可饮用。

用法

每日分2次服食，连食数日。

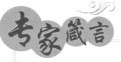

此羹清心安神的效果好，常用于病后余热未清、心阴不足所致的精神恍惚、虚烦失眠等。

宜忌

✓ 适合热病、心阴不足所致的虚烦失眠、神志恍惚、情绪不稳定者，最宜百合病患者食用。

✓ 四季皆宜，秋季更佳。

✗ 糖尿病和风寒痰嗽、中寒便滑者忌服。

汤羹

百合生地鸡蛋羹

材料

百合、生地黄各10克，鸡蛋1个。

调料

淀粉、蜂蜜各适量。

做法

1 百合浸泡涨发，鸡蛋打成鸡蛋液。

2 将生地黄放入锅中，加适量水，煮20分钟，滤渣留汤，放入百合续煮5分钟，勾芡后倒入鸡蛋液搅匀，加入蜂蜜调味即可。

用法

每日1次，早晚均可。

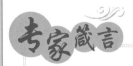

专家箴言

此羹滋阴润燥，安养心神，是治疗神经衰弱及精神疾病的良方。

宜忌

✓ 适合心神不定、精神恍惚、神经衰弱、精神分裂、癔病者。

✓ 四季皆宜，秋季更佳。

✗ 风寒痰嗽、便溏者不宜。

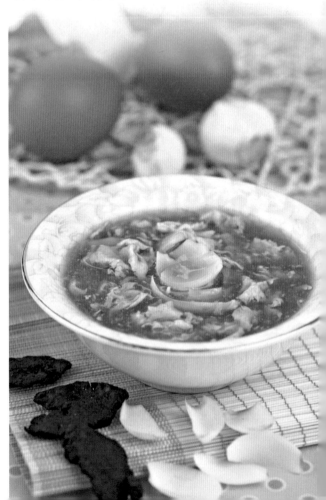

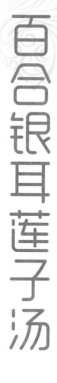

汤羹

百合银耳莲子汤

材料

鲜百合、水发银耳各30克，莲子25克。

调料

冰糖适量。

做法

先将水发银耳和莲子放入锅中，加水煮30分钟，再放入百合和冰糖，续煮20分钟，至莲子软烂、汤汁黏稠即可。

用法

每日1次，连服数日。

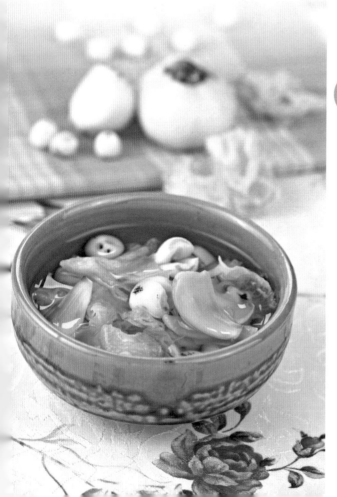

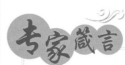

专家箴言

此汤可养阴润燥，清心宁神，常用于心烦失眠、心神不宁。

宜忌

✓ 适合阴虚内热、心烦气躁、失眠、心悸、健忘、精神恍惚、燥咳者。

✓ 秋、冬季食用更佳。

✗ 寒湿凝聚、肠滑泄泻者不宜多吃。

养心宁神药

麦冬

别名　麦门冬、沿阶草。

性味　味甘、微苦，性微寒。

归经　归胃、肺、心经。

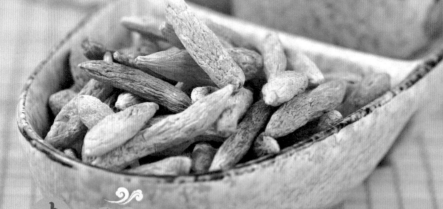

专家箴言

　　麦冬有养阴生津、润肺清心的功效。其能养心阴，清心热，并有一定的除烦安神作用，可用于心阴虚有热所致的心烦、失眠多梦、健忘、心悸怔忡等症。

古籍说法

《本草汇言》："清心润肺之药。主心气不足，惊悸怔忡，健忘恍惚，精神失守。"

《本草备要》："强阴益精，泻热除烦。"

《本草衍义》："治心肺虚热。"

药材选料

本品为百合科植物麦冬的块根。干燥后打破生用，以表面淡黄乳白色、半透明、纺锤形、肥大、质柔、气香、味甜、嚼之发黏者品质为佳，瘦小、色棕黄、嚼之黏性小者为次。

优质麦冬：
以浙麦冬为佳

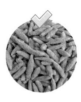
普通麦冬：
川麦冬亦可用

常用搭配

用于清热养心时，麦冬常与生地黄、酸枣仁、柏子仁等养阴安神药同用。

用法用量

麦冬常泡茶、煎汤，也可煮粥。煎服用量在6～12克。

人群宜忌

适宜人群	不宜人群
✓ 心阴虚有热、热伤心营所致心神烦闷、失眠多梦、健忘、心悸怔忡者 ✓ 阴虚肺燥有热所致的鼻燥咽干、干咳痰少、咳血、咽痛音哑及虚劳咳嗽者 ✓ 胃阴虚有热所致津伤口渴、内热消渴、大便干结者	✗ 脾胃虚寒泄泻、胃有痰饮湿浊及暴感风寒咳嗽者忌服

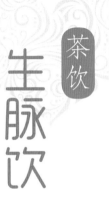

茶饮

生脉饮

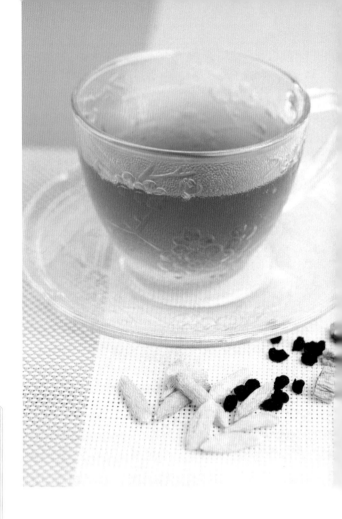

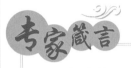

专家箴言

　　生脉饮源自《医学启源》，为治疗心血管病的常用方，此饮有益气养阴、生津、除烦热的功效，可用于气阴两亏及心阴不足所致的虚热烦渴、心悸等。

宜忌

✓ 适合久病后津伤阴亏或气阴两亏所致的虚热烦渴、心神烦闷、心悸失眠、气短、自汗者。

✓ 四季饮用均宜。

✗ 脾虚吐泻、腹胀便溏、咳嗽痰多及感冒者不宜。

材料

麦冬12克，党参、五味子各10克。

做法

将所有材料共放入锅中，加适量水煎煮，滤渣取汤汁饮服。

用法

每日1剂，分数次饮服，饭前饮用最宜。

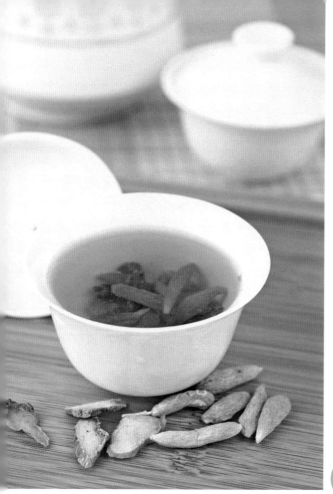

材料

玉竹、麦冬各15克，冰糖适量。

做法

将所有材料放入盖碗中，冲入沸水，盖闷10~20分钟后即可饮用。

用法

每日1剂，代茶频饮。

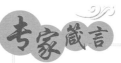

专家箴言

此茶可养阴，生津，清心，润肺，可用于心肺阴虚所致的燥热烦渴、心神烦闷等。

宜忌

✓ 适合心肺阴虚热盛所致的心神烦闷、失眠多梦、心悸、干咳、口渴者。

✓ 四季皆宜饮用。

✗ 脾胃虚寒泄泻、痰饮湿浊及风寒咳嗽者不宜。

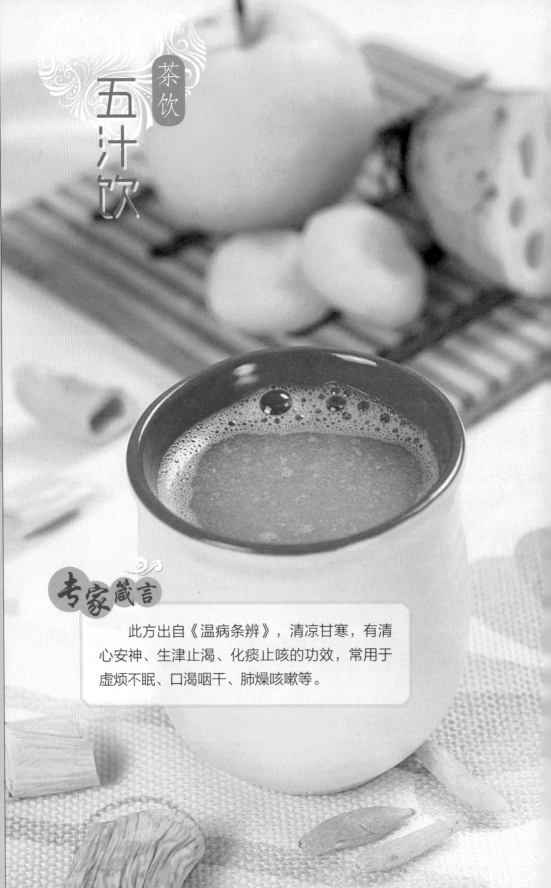

本草一味祛心火

164

专家箴言

此方出自《温病条辨》，清凉甘寒，有清心安神、生津止渴、化痰止咳的功效，常用于虚烦不眠、口渴咽干、肺燥咳嗽等。

材料

麦冬、芦根各15克，梨100克，荸荠、莲藕各50克。

做法

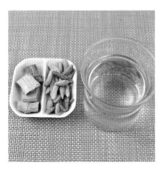 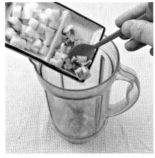 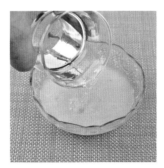

1 芦根、麦冬一起放入 砂锅，加水煎煮，滤 渣取汁。

2 荸荠、莲藕去皮，洗 净；梨去皮、核，都 切块，放入打汁机中 搅打成果蔬汁。

3 将药材煎汁与果蔬汁 混合在一起，拌匀后 即可饮用。

用法

每日1剂，凉饮最佳。

宜忌

☑ 适合阴虚内热、郁久化火、热病伤津 所致的虚烦不眠、肺燥干咳、烦渴咽 干、咽喉肿痛者。

☑ 夏季热盛及秋季燥盛时最宜饮用。

✖ 脾胃虚寒泄泻、痰饮湿浊者及风寒咳 嗽者不宜。

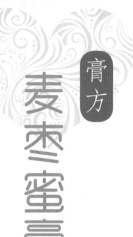

膏方

麦枣蜜膏

材料

麦冬、红枣各100克，蜂蜜150毫升。

做法

1 将红枣煮熟，去核，取枣肉放在碗中。

2 麦冬煎汁，滤渣取汤汁后也倒入碗中。

3 加入蜂蜜拌匀，上蒸锅蒸30分钟，盛入干净容器内密封保存。

用法

每次取1匙含服，每日2次。

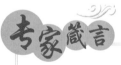

专家箴言

此膏有清心除烦的功效，适用于烦热口干、心神头目不利者调养。

宜忌

✓ 适合虚热烦渴、心神不安、失眠多梦、口干舌燥、干咳少痰、肠燥便秘者常服。

✓ 四季皆可，秋、冬尤宜。

✗ 有痰饮湿浊及虚寒便溏、腹泻者不宜多服。

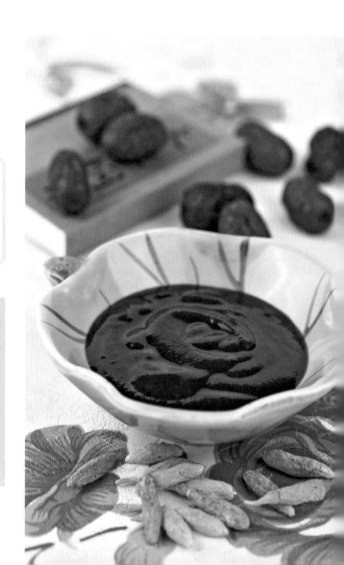

主食

麦冬粥

材料

麦冬20克，粳米100克。

调料

白糖适量。

做法

麦冬、粳米分别洗净，放入砂锅中，加适量水，小火煮40分钟，至粥稠时调入白糖即可。

用法

每日早、晚温热食用。

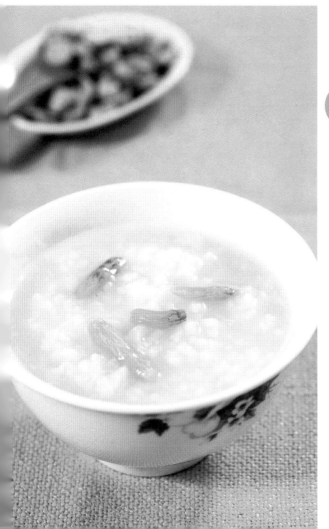

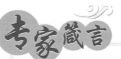

专家箴言

此粥可养阴润燥，清心除烦，益胃生津，心、肺、胃阴虚有热者宜食用。

宜忌

✓ 适合心阴虚有热所致的心神烦闷、失眠、心悸者。

✓ 肺燥干咳、津伤口渴者也宜食用。

✓ 四季皆宜食用。

✗ 虚寒泄泻、痰湿、风寒咳嗽者不宜。

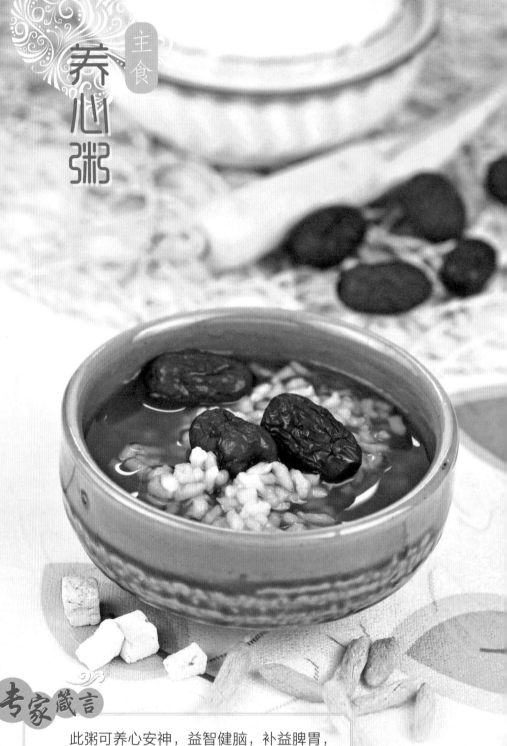

专家箴言

此粥可养心安神，益智健脑，补益脾胃，增强人体免疫力。尤其对气阴两亏、心虚烦闷、失眠多梦、健忘等症有食疗效果。

材料

麦冬、茯苓各10克，人参片5克，大枣30枚，糯米100克。

调料

红糖适量。

做法

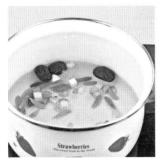 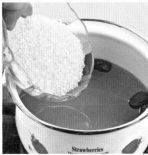 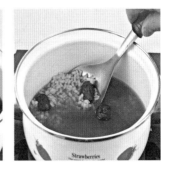

1 将麦冬、茯苓、人参片、大枣一起放入锅中，加适量水煎煮30分钟。

2 倒入淘洗好的糯米，再煮30分钟，至煮成稠粥。

3 调入红糖，再稍煮匀即可。

用法

每日早、晚温热食用。

宜忌

✓ 适合气阴虚亏、心虚烦热、心神不宁、失眠多梦、心悸怔忡、健忘者。

✓ 食欲不振、津干口渴、神疲乏力、胸闷气短、免疫力低下者宜食用。

✓ 秋、冬季食用尤佳。

✗ 有实热及外感表邪者不宜。

养心宁神药

茯苓

别名 云苓、茯菟、白茯苓、茯苓个、茯苓块。

性味 味甘、淡，性平。

归经 归心、脾、肾经。

本草一味祛心火

170

专家箴言

　　茯苓有利水消肿、补益心脾、宁心安神的功效，常用于心脾两虚、气血不足或心气虚等所致的心悸、失眠、健忘等症。

古籍说法

《神农本草经》："主胸胁逆气，忧恚惊邪恐悸，心下结痛，寒热，烦满，咳逆，口焦舌干，利小便。久服安魂、养神、不饥、延年。"

《本草备要》："宁心益气，调营理卫，定魄安魂。"

药材选料

本品为多孔菌科真菌茯苓的干燥菌核。白茯苓一般切块或切片出售，以色白、细腻而有粉滑感、质松脆、易折断破碎者为佳。由于茯苓经常用于制作面食，所以也可直接用茯苓粉。

 茯苓块

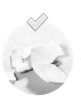 茯苓片

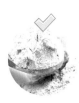 茯苓粉

常用搭配

用于虚弱引起的心悸失眠时，茯苓常与黄芪、当归、远志、人参、西洋参等同用，以增强补虚安神的效果。

用法用量

可泡茶饮，煮粥，制作面点，或入膏、丸、散，久服有效。煎服用量在10～15克。

人群宜忌

适宜人群	不宜人群
✓ 心脾两虚、气血不足所致的心悸、失眠、健忘者，以及心气虚、不能藏神所致的惊恐不得安卧者 ✓ 脾虚湿盛所致的食少便溏、脾虚泄泻、水肿尿少、倦怠乏力、痰饮者	✗ 虚寒精滑者忌服

主食

白茯苓粥

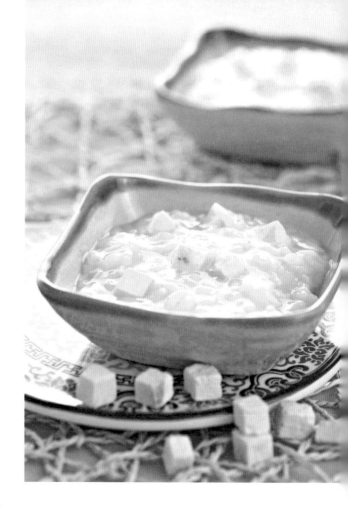

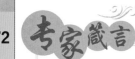
专家箴言

此粥可宁心安神，补益脾肾，利水祛湿，可用于心悸神衰、倦怠食少等。

宜忌

✓ 适合心悸神衰、神疲乏力、失眠健忘、倦怠食少、痰饮眩晕、小便不利、水肿者。

✓ 四季皆宜食用。

✗ 虚寒精滑者不宜。

材料

白茯苓15克，粳米100克。

调料

白糖适量。

做法

先将茯苓放入砂锅中，加适量水，煮20分钟，再倒入粳米，续煮30分钟至粥稠，加入白糖调匀即成。

用法

每日早、晚温热食用。

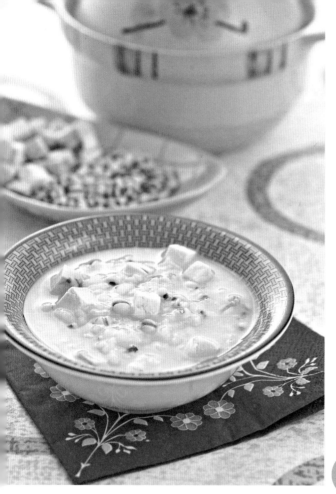

主食 茯苓苡仁粥

材料

茯苓、薏苡仁各20克，糯米100克。

做法

先将茯苓、薏苡仁一起放入砂锅中，加适量水，煮30分钟，再倒入糯米，续煮30分钟至粥稠即成。

用法

每日早、晚温热食用。

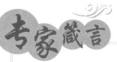

专家箴言

此粥可清心火、安心神，除湿热，消水肿，可用于心神不安、烦闷失眠、水肿胀满等。

宜忌

✔ 适合心脾两虚、气血不足或心气虚所致的心神不安、烦热失眠、心悸、健忘、水肿尿少者。

✔ 四季皆可，夏、秋尤宜。

✘ 虚寒精滑、尿频者忌服。

茯苓冬瓜鸭肉汤

专家箴言

　　鸭肉滋阴养胃、利水消肿，冬瓜利水消痰、清热解毒，麦冬清心除烦、养阴生津，搭配补益心脾、宁心安神的茯苓，可增强清热宁心、滋阴安神的作用。

茯苓、麦冬各15克，冬瓜250克，白鸭300克。

酱油、料酒、白糖各10克，盐、鸡精各适量。

做法

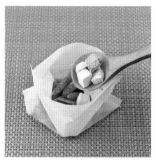 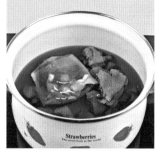 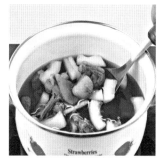

1 将茯苓、麦冬放入料包中；白鸭收拾干净，切块，焯水；冬瓜去皮，洗净，切片。

2 鸭肉和料包一起放入锅中，加酱油、料酒、白糖和适量水，炖煮1小时。

3 取出料包，放入冬瓜，继续煮5分钟，加盐、鸡精调味即成。

用法

随餐适量食用。

宜忌

✓ 适合阴虚火旺、神经衰弱、心烦失眠、心悸、健忘者。

✓ 倦怠乏力、神疲食少、水肿尿少者宜多吃。

✓ 夏、秋季尤宜食用。

✗ 虚寒精滑、尿频、尿多者不宜。

养心宁神药

西洋参

别名 洋参、花旗参、西洋人参。

性味 味甘、微苦，性凉。

归经 归肺、心、肾、脾经。

专家箴言

　　西洋参有补气养阴、清热生津的功效，既能补益元气，又能滋阴以清热降火，是凉补气血的良药。常用于热病及气阴两伤所致的心烦口渴、心悸心痛、失眠多梦、身热多汗、神疲气短等。与大补元气的人参相比，西洋参偏于苦寒，兼能补阴，较宜于热病等所致的气阴两虚者。

古籍说法

《本草备要》："补肺降火，生津液，除烦倦。虚而有火者相宜。"
《医学衷中参西录》："能补助气分，兼能补益血分，为其性凉而补，凡欲用人参而不受人参之温补者，皆可以此代之。"

药材选料

本品为五加科植物西洋参的根，切片生用。主产于北美，我国北方地区亦有栽培。以条匀、质硬、体轻、表面横纹紧密、气清香、味浓者为佳。一般以野生者为上品，栽培者次之。西洋参饮片使用起来比较方便。市场上的假冒、劣质西洋参不少，且不易分辨，建议在正规药店购买。

 西洋参饮片

 假冒西洋参：多为生晒参假冒

常用搭配

西洋参可单用，用于清心安神时，也常与补心气的甘草，养心阴、清心热的麦冬以及生地黄、西瓜皮、竹叶等同用。

用法用量

可切片或研末含服，也可泡饮，做汤粥。煎服用量在3～6克。

人群宜忌

适宜人群	不宜人群
✓ 气阴两虚所致的心悸心痛、失眠多梦者 ✓ 热病气虚、热伤气津所致气虚阴亏、内热、身热汗多、口渴心烦、体倦少气、神疲乏力、消渴、大便燥结、小便短赤者 ✓ 肺火耗伤气阴、肺气虚或肺阴虚所致的短气喘促、咳嗽痰少或痰中带血者	✗ 中阳虚衰、胃有寒湿者忌服

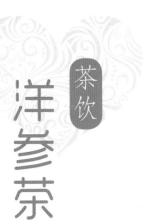

洋参茶

茶饮

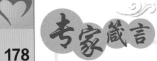

专家藏言

　　此茶补气养阴，清热
生津，常用于热病及气阴
两伤所致的心烦口渴、心
悸失眠等。

宜忌

☑ 适合热病及气阴两伤所致
的心烦口渴、心悸心痛、
失眠多梦、身热多汗、神
疲气短等。

☑ 春、夏季饮用尤佳。

✖ 脾胃寒湿者不宜。

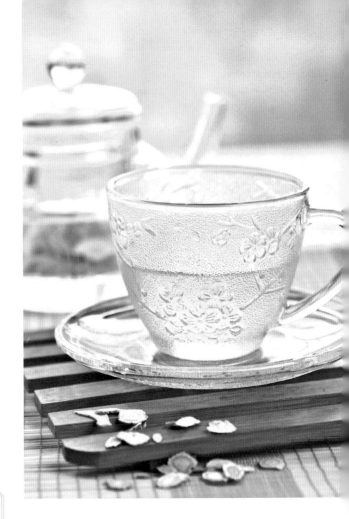

材料

西洋参片5克。

调料

冰糖适量。

做法

将西洋参片和冰糖放入茶壶中，冲入沸水，
加盖闷15分钟后即可饮用。

用法

每日1剂，代茶频饮，最后将西洋参片吃掉。

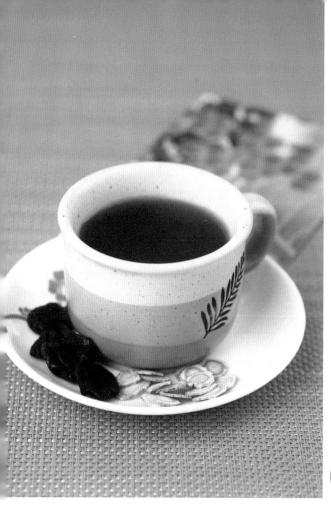

洋参龙眼茶

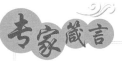

专家蔵言

此茶可补益心脾、养阴安神，是失眠、心悸、神疲虚羸者的保养佳品。

材料

西洋参片3克，龙眼肉10克。

调料

白糖适量。

做法

将西洋参片、龙眼肉放入杯中，冲入沸水，加盖闷15分钟后，加白糖调味饮用。

用法

每日1剂，代茶频饮，最后将龙眼肉、西洋参片吃掉。

宜忌

✓ 适合失眠多梦、心悸怔忡、体弱虚羸、神疲气短、免疫力低下者。

✓ 四季皆宜饮用。

✗ 脾胃寒湿、痰饮胀满、外感实邪者不宜。

主食

洋参大枣粥

西洋参片3克，大枣15克，粳米100克。

做法

将粳米淘洗干净，放入锅中加适量水烧开，撇去浮沫，放入西洋参片和劈破的大枣，煮至粥稠即可。

用法

每日早、晚温热食用。

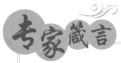

专家藏言

此粥可补气养阴，补益心脾，宁心安神，对心脾两虚所致的心烦失眠非常有效。

宜忌

✓ 适合心脾两虚所致的心烦失眠、心悸、气短、神疲乏力、倦怠食少、免疫力低下者。

✓ 四季皆宜食用。

✗ 寒湿、中满者不宜。

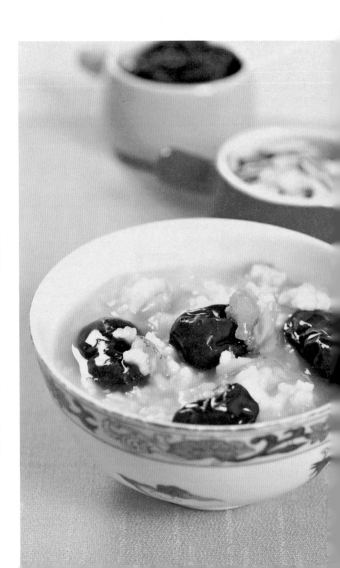

主食 洋参茯苓麦冬粥

材料

西洋参 10 克，茯苓、麦冬各 6 克，粳米 100 克。

做法

先将西洋参、茯苓、麦冬放入锅中，加适量水煎煮30分钟，滤渣留汤，倒入粳米续煮30分钟，至粥稠即成。

用法

每日早、晚温热食用。

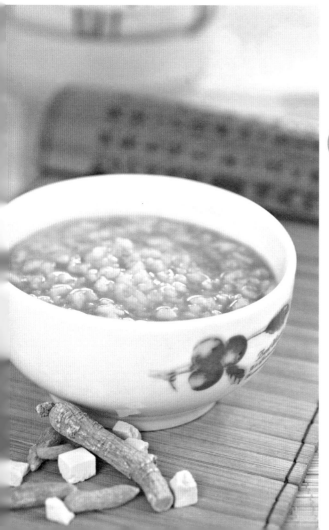

专家箴言

此粥清热生津，养阴除烦，对气阴两虚、热病烦渴者有较好的调养作用。

宜忌

✓ 适合气阴两虚及热病所致的心烦口渴、心悸、失眠、身热多汗、神疲气短者。

✓ 夏、秋季食用尤佳。

✗ 脾胃寒湿者不宜。

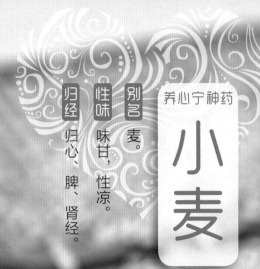

养心宁神药

小麦

别名 麦。

性味 味甘，性凉。

归经 归心、脾、肾经。

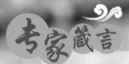

专家箴言

小麦有养心神、益脾肾、除烦热、治燥渴、止虚汗的功效，可用于心神不宁、烦躁失眠、妇人脏躁及烦热消渴、泻痢等。

本草一味祛心火

182

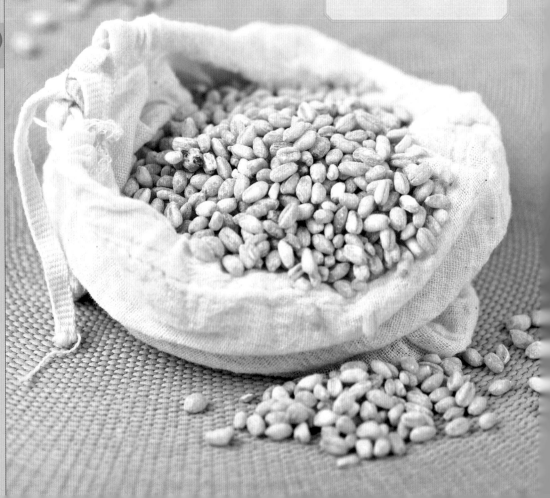

古籍说法

《名医别录》："除热，止燥渴，利小便，养肝气，止漏血，唾血。"

《医林纂要》："除烦，止血，利小便，润肺燥。"

《本草再新》："养心，益肾，和血，健脾。"

药材选料

本品为禾本科植物小麦的成熟颖果。以颖果矩圆形或近卵形、颗粒饱满充实、浅褐色、无杂质者为佳。在日常饮食中，选择小麦或小麦面粉均宜。

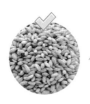 小麦

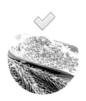 小麦面粉

常用搭配

小麦常单用作主食，也常与大枣、甘草等煎汤合用，专治妇人脏躁，或与百合、生地黄等合用，以清心宁神。

用法用量

可做成粥、面、饭、饼等主食，也可煎汤饮服。煎服用量在50~100克。小麦面可冷水调服或炒黄后以温水调服。

人群宜忌

适宜人群	不宜人群
✔ 妇人脏躁、常悲伤欲哭、神经衰弱、烦热失眠、虚汗不止者，更年期女性尤宜 ✔ 脾胃虚弱、肠胃不固、消渴口干者	✖ 无

小麦粥

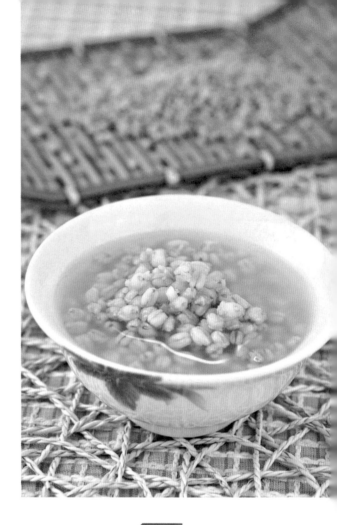

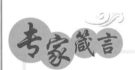
专家箴言

此方源自《饮膳正要》，有养心气、止虚汗、除烦止渴的功效。

宜忌

✓ 适合心气不足所致的虚热烦渴、口疮、心慌气短、乏力自汗、小便不利、水肿者，心脏病或糖尿病患者宜常食。

✓ 四季皆宜食用。

材料

小麦60克（以陈者为佳）。

调料

白糖适量。

做法

将小麦洗净，放入锅中，加适量水煮至粥成，加白糖食用。

用法

每日早、晚食用。

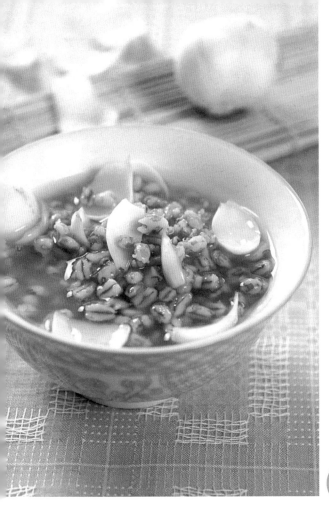

小麦百合粥

材料

鲜百合20克，小麦100克。

调料

白糖适量。

做法

锅中放入小麦和适量水，煮20分钟，放入百合和白糖，续煮10分钟，至粥稠即可。

用法

每日晚餐食用，有助睡眠。

专家箴言

小麦养心除烦，百合清心安神，合用可增强养阴清热、安养心神的作用。

宜忌

✓ 适合心神不宁、精神恍惚、悲伤欲哭、失眠多梦、虚烦惊悸、烦热多汗、肺热咳血者食用。

✓ 四季皆宜，秋季更佳。

✗ 风寒咳嗽、虚寒便溏者不宜。

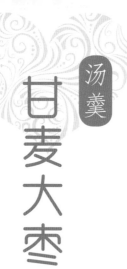

汤羹

甘麦大枣汤

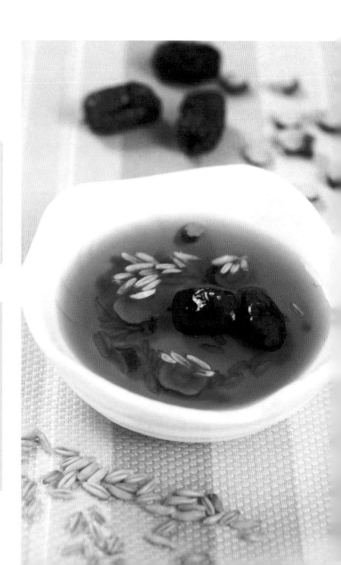

材料

浮小麦（淘洗时可浮于水面的干瘪小麦）30克，甘草10克，大枣5枚。

做法

浮小麦、甘草、大枣都放入砂锅中，加适量水，小火煎煮30分钟即成。

用法

每日1剂，失眠者可于晚间食用。

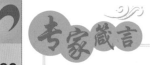

此方出自《金匮要略》，有养心安神的功效，可用于妇人脏躁、精神恍惚、心烦失眠等。

宜忌

✓ 适合情志恍惚、悲伤欲哭、不能自主、情绪易于波动、心中烦乱、睡眠不安者，更年期妇女尤宜。

✓ 四季皆宜食用。

✗ 湿盛中满、有积滞者不宜多吃。

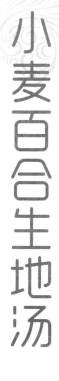

小麦百合生地汤

材料

小麦30克，百合、生地黄各15克。

做法

先将生地黄放入锅中，加适量水煎煮30分钟，滤渣留汤，再放入小麦和百合，续煮20分钟即可。

用法

每日早、晚温热食用。

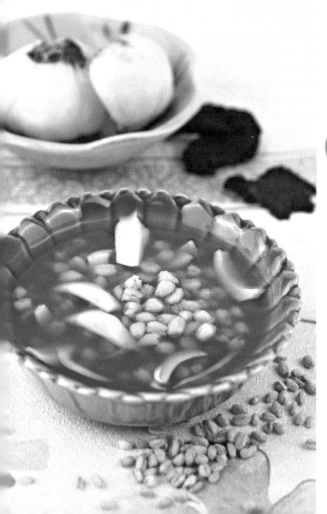

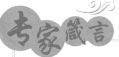

专家箴言

此汤可养心阴，安心神，常用于心烦失眠。

宜忌

✓ 适合心阴不足、阴虚内热所致的心烦不安、失眠、五心烦热者常食。

✓ 四季皆宜食用。

✗ 脾胃虚寒、便溏者不宜。

酸枣仁

别名 枣仁、酸枣核、山枣仁、酸枣。

性味 味甘、酸，性平。

归经 归心、肝、胆经。

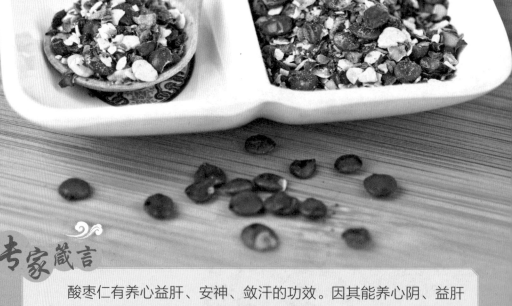

专家箴言

　　酸枣仁有养心益肝、安神、敛汗的功效。因其能养心阴、益肝血而有安神之效，为养心安神的要药，常用于心血虚弱、心失所养所致的神不守舍、虚烦不眠、惊悸多梦、体虚多汗等症。

古籍说法

《名医别录》："主心烦不得眠……虚汗，烦渴，补中，益肝气，坚筋骨，助阴气。"

《本草蒙筌》："能治多眠、不眠，必分生用、炒用。多眠，胆实有热……不眠，胆虚有寒……宁心志，益肝补中，敛虚汗，驱寒止渴。"

药材选料

本品为鼠李科植物酸枣的干燥成熟种子。以粒大饱满、外皮紫红色、无核壳者为佳。生用或炒用均可，炒后的酸枣仁质脆易碎，便于煎出有效成分，可增强疗效。睡多者生用，不得睡者炒熟用，是选择生用、熟用的原则。

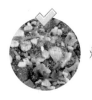 炒酸枣仁

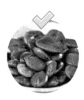 生酸枣仁

常用搭配

酸枣仁可单用，也常因证与柏子仁、当归、龙眼肉、合欢皮、党参、大枣、麦冬、生地黄等药材同用，对治疗各类心悸失眠均有效。

用法用量

可泡茶，煎汤，煮粥或入丸、散，用时捣碎。煎服用量在10~20克。研末吞服，每次2~3克。

人群宜忌

适宜人群	不宜人群
✔ 心血亏虚、心失所养所致的神不守舍、惊悸不安、心悸怔忡、失眠多梦者	✘ 凡有实邪郁火及有滑泄症者慎服
✔ 自汗、盗汗、健忘、眩晕、体倦、咽干者	

酸枣仁茶

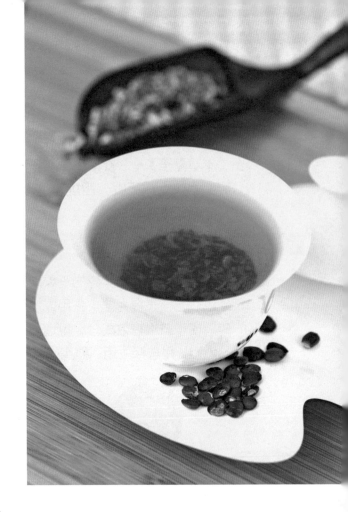

茶饮

专家箴言

此茶可宁心安神，敛汗，镇静催眠，适合虚烦不眠的神经衰弱者常饮。

宜忌

✓ 适合神经衰弱、虚烦不眠、惊悸多梦、体虚多汗、口渴者。

✓ 四季皆宜饮用。

✗ 凡有实邪郁火及有滑泄症者慎服。

材料

炒酸枣仁10克。

调料

白糖适量。

做法

将炒酸枣仁捣碎，放入盖碗中，冲入沸水，盖闷15~20分钟后，倒出加白糖饮用。

用法

每日晚餐后代茶频饮，更有利于睡眠。

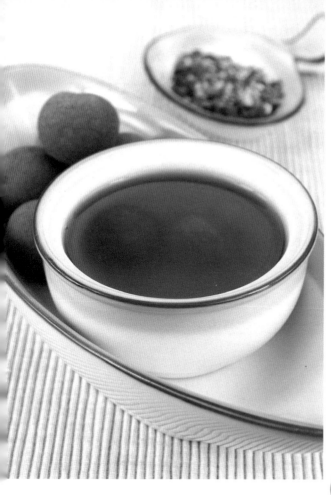

茶饮

枣仁龙眼茶

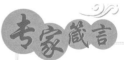

龙眼肉安神补血，搭配酸枣仁，可增强宁心、养血、安眠的作用。

宜忌

✓ 适合神经衰弱、虚烦失眠、心慌、记忆力减退者饮用。

✓ 四季皆宜饮用。

✗ 凡有实邪郁火及有滑泄症者慎服。

材料

炒酸枣仁8克，龙眼肉15克。

做法

炒酸枣仁捣碎，与龙眼肉一起放入杯中，冲入沸水，盖闷15分钟后即可饮用。

用法

每日晚餐后代茶频饮，更有利于睡眠。最后可把龙眼肉吃掉。

酸枣仁粥

材料

酸枣仁10~15克，粳米100克。

做法

先将酸枣仁捣碎，放入砂锅，加水煎煮，滤渣留汤，再倒入淘洗好的粳米，补足水分，煮成粥即可。

用法

每日晚餐作主食食用。

专家箴言

此方出自《饮膳正要》，是养心安神的食疗良方，可替代安眠镇静药长期服用。

宜忌

✓ 适合虚烦不眠、惊悸多梦、自汗盗汗、津亏口渴、顽固性失眠者常食。

✓ 四季皆宜食用。

✗ 凡有实邪郁火及有滑泄症者慎服。

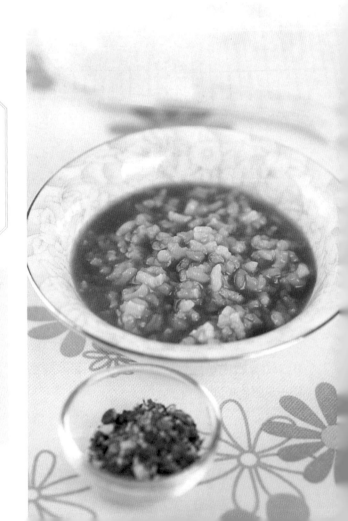

芹菜酸枣仁汤

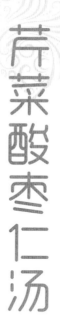

材料

酸枣仁10克，芹菜100克。

调料

盐、鸡精、香油各适量。

做法

1 将酸枣仁捣碎，放入砂锅，加水煎煮，滤渣留汤。

2 将芹菜洗净，切成段，放入锅中煮2分钟，再加入各调料调味即可。

用法

随晚餐食用，吃芹菜喝汤。

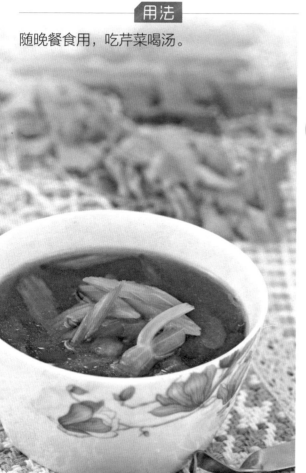

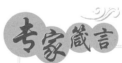

专家箴言

此汤有清热凉血、宁心安神的功效，晚间食用可促进睡眠。

宜忌

✓ 适合神经衰弱、心神不宁、血压偏高、心烦失眠、惊悸多梦者。

✓ 四季皆可，春、夏尤宜。

✗ 血压偏低、有滑泄症状者不宜多食。

养心宁神药

柏子仁

别名 柏实、柏子、柏仁、侧柏子。

性味 味甘，性平。

归经 归心、肾、大肠经。

专家箴言

柏子仁有养心安神、润肠通便的功效，常与酸枣仁、夜交藤等一起使用，对阴血不足、心神失养或心肾不交所致的心悸怔忡、虚烦不眠、健忘、梦遗、肠燥便秘等均有疗效。

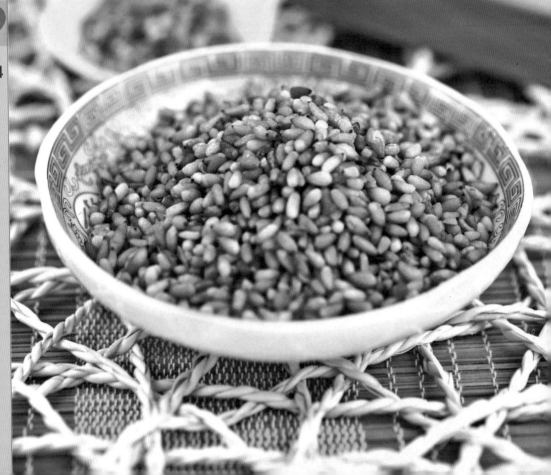

古籍说法

《神农本草经》："柏实，味甘平，主惊悸，安五脏，益气，除风湿痹，久服令人润泽，美色，耳目聪明。"

《本草纲目》："养心气，润肾燥，安魂定魄，益智宁神。""其气清香，能透心肾，益脾胃。"

药材选料

本品为柏科植物侧柏的种仁。柏子仁用于心悸失眠宜炒用，用于肠燥便秘宜生用，均以粒饱满、黄白色、油性大而不泛油、无皮壳杂质者为佳。劣质柏子仁多为种仁干瘪、色深杂乱、皮壳及砂砾多者，不宜选用。

 优质柏子仁   劣质柏子仁

常用搭配

用于养心安神时，柏子仁常与酸枣仁、夜交藤、当归、茯神、麦冬、人参、五味子等药材同用。

用法用量

可煎汤，煮粥或入丸、散。煎服用量在10～20克。

人群宜忌

适宜人群	不宜人群
✓ 心阴不足、心血亏虚或心肾不交所致的心神失养、心悸怔忡、虚烦不眠、头晕健忘、梦遗、梦游、阴虚盗汗者 ✓ 阴虚血亏、肠燥便秘者，尤其是老年及妇女产后便秘者更宜	✗ 便溏及多痰者慎用

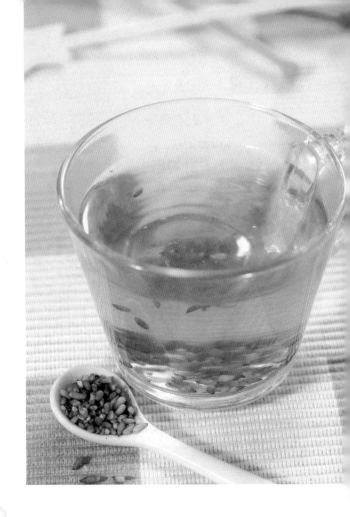

柏子仁茶

专家箴言

此茶有养心安神、益智、润肠的功效，是心悸失眠者的保健良方。

宜忌

✓ 适合血虚心悸、失眠、盗汗者晚间常饮。

✓ 老年人及妇女产后肠燥便秘者可用生柏子仁泡饮。

✓ 四季皆宜饮用。

✗ 大便溏泻者不宜。

材料

炒柏子仁15克。

调料

冰糖适量。

做法

将炒柏子仁和冰糖一起放入杯中，冲入沸水，盖闷15~20分钟即可饮用。

用法

每日1剂，代茶频饮，晚餐后饮用更佳。

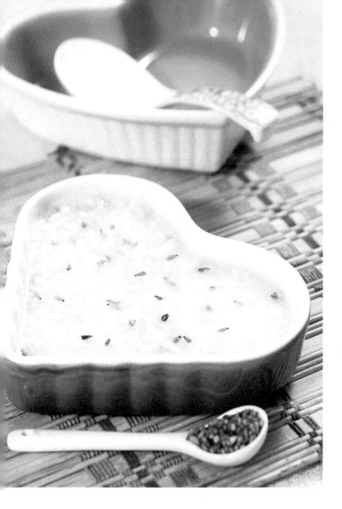

柏子仁粥

主食

材料

柏子仁15克，粳米50克。

调料

蜂蜜适量。

做法

将柏子仁洗净，稍捣后，同粳米一起放入锅中，加适量水，同煮成粥，待粥晾温时加入蜂蜜食用。

用法

每日早、晚温热食用。

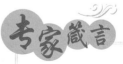

此粥有养心安神、润肠通便的功效，常用于血虚阴亏引起的失眠心悸。

宜忌

✓ 适合阴血耗伤亏虚所致的失眠、心悸、肠燥便秘者。

✓ 四季皆宜食用。

✗ 痰多及大便溏泻者不宜。

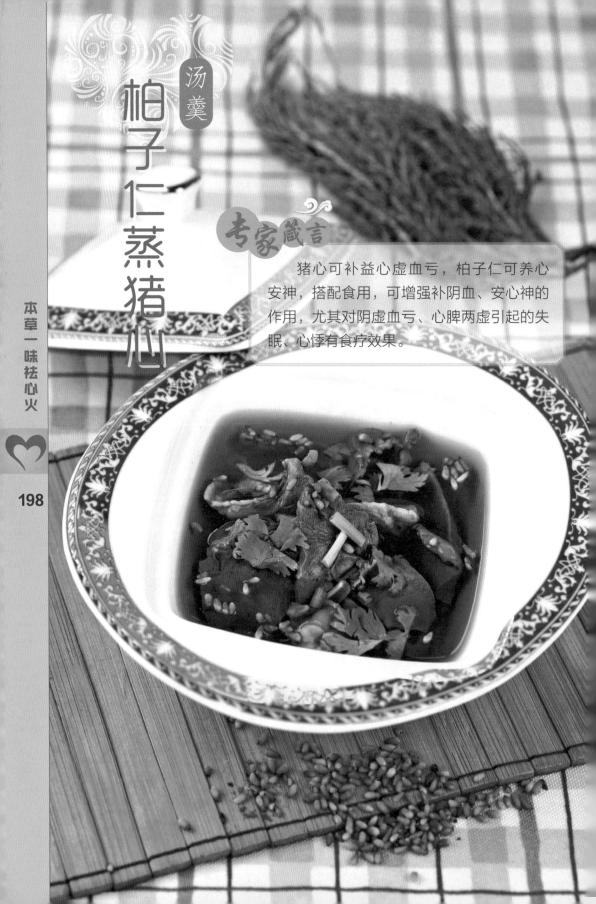

汤羹

柏子仁蒸猪心

专家箴言

猪心可补益心虚血亏，柏子仁可养心安神，搭配食用，可增强补阴血、安心神的作用，尤其对阴虚血亏、心脾两虚引起的失眠、心悸有食疗效果。

材料

柏子仁12克，猪心100克，高汤100毫升，香菜末少许。

调料

酱油、料酒各10克，香油、盐、鸡精各适量。

做法

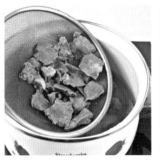

1 将猪心洗净，切成片，焯水。

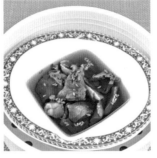

2 猪心片放入蒸碗，加入柏子仁、高汤、酱油、料酒、盐、鸡精，大火蒸40分钟。

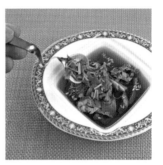

3 取出蒸碗，淋香油，撒上香菜末即成。

用法

随餐食用，每食适量。

宜忌

✓ 适合心阴不足、心血亏虚或心脾两虚、心肾不交所致的心失所养、心悸、失眠多梦、夜卧不宁、疲乏无力、阴虚盗汗、腹胀、肠燥便秘者。
✓ 四季皆宜食用。

✗ 痰多、大便溏泻者不宜。
✗ 血脂或胆固醇偏高者不宜多吃猪心。

图书在版编目（CIP）数据

本草一味祛心火 / 余瀛鳌，陈思燕编著 . —北京：
中国中医药出版社，2021.8
（本草护佑全家人丛书）
ISBN 978 – 7 – 5132 – 7014 – 4

Ⅰ . ①本… Ⅱ . ①余… ②陈… Ⅲ . ①泻火 – 验方
Ⅳ . ① R289.51

中国版本图书馆 CIP 数据核字（2021）第 107919 号

中国中医药出版社出版

北京经济技术开发区科创十三街 31 号院二区 8 号楼
邮政编码　100176
传真　010-64405721
河北品睿印刷有限公司印刷
各地新华书店经销

开本 710×1000　1/16　印张 13　字数 163 千字
2021 年 8 月第 1 版　2021 年 8 月第 1 次印刷
书号　ISBN 978 – 7 – 5132 – 7014 – 4

定价　59.80 元
网址　www.cptcm.com

服务热线　010-64405720
购书热线　010-89535836
维权打假　010-64405753

微信服务号　zgzyycbs
微商城网址　https：//kdt.im/LIdUGr
官 方 微 博　http：//e.weibo.com/cptcm
天猫旗舰店网址　https：//zgzyycbs.tmall.com

如有印装质量问题请与本社出版部联系（010-64405510）